児童精神科医は子どもの味方か

米田 倫康
Noriyasu YONEDA

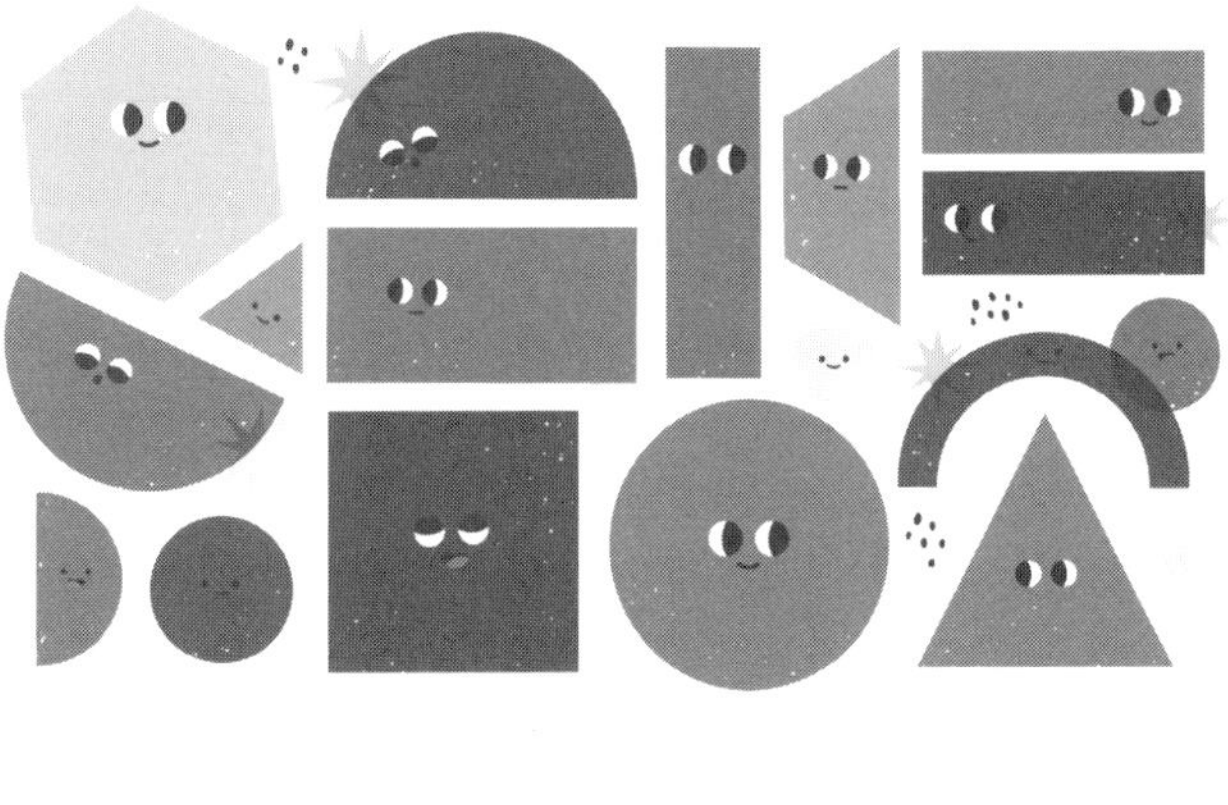

五月書房

はじめに

児童精神科医がにわかに脚光を浴びるようになっています。発達障害を取り扱う専門家としてのニーズがどんどん高まる中、コロナ禍における子どもたちの精神的不調が注目されるようになり、ますます児童精神科医の存在感は増しています。マスコミ報道も政府広報も、不調を感じたら早期受診するよう呼び掛けていることもあり、多くの人々は児童精神科医のことを「子どもの心を守る専門家」と信じて疑わないでしょう。

しかし、本書はそのような風潮に正面から疑問を投げかけます。人々が信じているのは、児童精神科医の実態ではなく見せかけの姿（＝作られたイメージ）ではないのかということです。

児童精神医学の歴史を振り返ると、とても子どもの味方であるとは思えない残虐な一面が浮かび上がってきます。社会に従わせるために残虐な治療を強制したり、社会にとって価値が無いと判断した子どもを抹殺したりもしました。その根底にあったのは精神疾患や精神障害者に対する差別的な価値観でした。危険な思想と治療が児童精神科領域に浸透していたと言っても良いでしょう。

過去は過去です。過去に過ちがあったとしても、それに向き合い、反省し、過ちを引き起こした根本的な問題を処理することで、再び同じ過ちを犯さないようにすることは可能です。一方で、その過去をまるでなかったように振る舞ったり、危険な本質を変えることなく表面上は改善されたかのようにみせかけたりすることもできます。

はたして、児童精神医学は過去を清算し、孕んでいた危険な要素や不良分子をしっかりと排除できたのでしょうか。それとも、それが安全に見えるように粉飾しているだけで本質は変わらないままなのでしょうか。

児童精神医学の過去と現在を調査する中、浮かび上がってきた重要な要素は「精神医学のマーケティング化」と「精神医療業界の広報活動を代行する政府」です。業界にとって都合の良い情報のみが「正しい情報」とされ、都合の悪い情報が「偏見」とされることで、一般市民には本当の姿が見えにくくなっています。

この20年強、精神医療業界はマスコミと政府を巻き込み、「自殺を防ぐ」「差別や偏見を無くす」という大義名分を掲げ、受診の抵抗感を無くして早期受診を促すキャンペーンを展開してきました。精神的不調を抱える人々にとって唯一の安全な避難所であるかのように誘導してきました。

ところが、安全と思われていた避難所は地雷だらけでした。避難先で気付かずに地雷を踏み、もっとひどい目に遭うという事例が多発しています。本来、危険な地雷を撤去してから人々を誘導すべきでしょう。地雷を撤去しきれないのであれば、せめて地雷があることを徹底的に注意喚起するべきでしょう。ところが、精神医療業界とマスコミ、政府は地雷に土をかぶせて見えなくし、安全であるかのように粉飾してしまいました。特に児童精神科領域はその傾向が顕著です。

現在においても、児童精神科領域では科学的根拠のある診断や根本的な治療が実現できているわけではなく、誤診や不適切な治療が人生を台無しにしてしまうリスクを常に孕んでいます。その上、質が低く、人権意識に欠け、かえって状態を悪化させるような問題ある専門家という存在があるものの、現行の医療行政ではそのような不良分子を排除することもできません。

私は、児童精神医学が不完全であることを責めたいのではありません。児童精神科医の肩書きを持つ専門家を一律に批判したいのでもありません。採算が取りづらいこの児童精神科という領域で、精神科診断・治療の限界と危うさを理解した上で、謙虚な姿勢で子どもたちに向き合う専門家もいます。専門学会はしっかりとした倫理綱領も掲げており、それを会員に遵守させようと努力している専門家もいます。物凄い数と割合の子どもたちが薬漬けにされてきた米国に比べると、日本の児童精神科医は投薬が慎重であるという傾向もうかがえます。

私が本書を通して明らかにしたいのは、危険な要素や不良分子という存在が覆い隠され、作られたイメージによって実態が歪められているという事実です。優良誤認表示と呼ぶにふさわしいその姿勢は、学習指導要領の改定に伴って2022年度から一新された高等学校の保健体育の教科書にも反映されています。追加された「精神疾患の予防と回復」の項目の記述内容は私の危惧したとおりでした。精神医療の負の歴史や現実には一切触れない内容であり、早期に専門家にかかることこそが解決策であるかのように受け取れる内容でした。まるでリスクを一切説明しない投資話のような違和感を覚えました。

専門家の意見もそれに基づいた政策も、それぞれの立場からすると正しいものでしょう。しかし、何が正しいのか、何が間違っているのかは立場や時代によって異なります。たとえ専門家にとって正しいことであっても、一般市民や子どもたちの利益に結びつかず、むしろ有害ということすらあります。

本書は、児童精神医学の歴史から現状まで、ほとんど知られていない情報を取り上げ、一般的なイメージとは違った角度から検証していきます。そして、何でもかんでも精神医療につなげる一方でその結果に責任を持たず検証すらしない昨今の風潮に異議を唱え、何も知らずに被害に遭ってしまう子どもの悲劇を防ぐことを主な目的としています。子どもを持つ全ての親、子どもに関わる職業に就いている人々、そして早期に児童精神科につなげることが子どもにとっての最善だと信じている大人たちに特に読んでいただきたいと願っています。

令和4年12月

目次

第2章 児童精神医学の知られざる歴史

第1章

危機的状況にある子どもたち

◤暴走バス◢

もしも過去に凄惨な事故を起こしたことのあるバスに子どもが乗ることになったらいかがでしょうか。当時の事故について検証され、問題あった人々が適正に処分され、再発防止に向けた対策が十分に取られ、バスの車両に問題無いことが確認され、実際にその後事故を起こしていないのであれば、まだ信用して子どもを預けられるかもしれません。

ところが、何の検証もなされず、事故を起こした運転手が、事故を起こした車両をそのまま運転するのであればいかがでしょうか。もしかしたら運転手側に非の無い事故だったかもしれません。車両に不具合も一切無かったかもしれません。しかし検証されない以上真相はわかりません。そんな状況で、わざわざ学校が遠足にそのバスを使おうとした場合、親たちはどうするべきでしょうか。

当然ですが、現代の日本において死傷者が出るような重大なバス事故を隠蔽《いんぺい》することなどほぼ不可能です。ですから、実際にはあり得ない仮定の話になります。ところが、このようなレベルの「あり得ない」話が起きている分野があります。それが、本書で取り上げる児童精神科の領域の話です。

精神医学の歴史を紐解いてみると、様々な人権侵害が繰り返されてきたことがわかります。現代精神医学及び児童精神医学発祥の地であるドイツでは、ナチス政権下においてその残虐性がむき出しになりました。ナチスのイデオロギーによって精神医学が歪まされたのではなく、むしろ精神医学がナチスの台頭を許す土壌を作り上げ、ホロコーストの土台となった児童抹殺や障害者抹殺を主導してきたことが様々な検証を経て明らかになってきています。[*1] 全体主義社会において、子どもたちは体制に沿うように矯正され、その見込みの無い子どもたちは排除され、抹殺されました。その矯正と排除の役割を担っていたのが児童精神科医でした。[*2]

ドイツ精神医学を直輸入した日本においても、精神医学は排除と保安の手段として使われるようになり、世界に類を見ない独自の発展を遂げました。精神病院への隔離収容に特化したそのスタイルは、不要な長期入院や様々な虐待事件を引き起こし、多くの犠牲者を生み出しました。子どもも例外ではなく、学校に行かないなど社会に不適応とされた子どもたちが、「収容治療」と称して無理やり劣悪な精神病院に入院させられ、ひどい人権侵害を受けていました。[*3] 矯正しきれなかった子どもたちは、そのまま長期に精神病院に収容され、社会から排除されました。児童精神科医たちは必ずしも子どもたちの味方ではありませんでした。

さて、これらはあくまでも過去の出来事であり、現在とは違うのだから問題視する必要など無いと考える人もいるでしょう。では、精神医学は非人道的、差別的な実践の根拠となった過去の価値観と決別し、現在全く違う路線を進んでいるのでしょうか。「イメージ」上はそうなっているかもしれませんが、実態はどうなのでしょうか。

現在、多くの子どもたちが児童精神科につながるようになっていますが、様々な「事故」が起きています。事故が起きているということ自体大きな問題ですが、それ以上に深刻なのは、事故が検証すらされていないことです。教員や親たちは事故があったかどうかすら知りません。直近の事故も、過去の重大な事故も知りません。そのため、事故が起きることなど全く想定しないまま、子どもたちを積極的につなげている実態があります。

中には、基本的な診断手順や投薬ルールにも従わず、勝手な自分の解釈で安易に診断や投薬する児童精神科医も少なからず存在します。それは、信号すら守れないバスの運転手のようなものです。交通ルールもバス業界の規制も厳しくなっている現在、そんなバスの運転手がいようものならすぐに排除されますが、デタラメ児童精神科医は野放し状態です。規制・監視する医療行政が十分に機能していないからです。

暴走バスに子どもを乗せたい親などいないでしょう。しかし、実態を知らないために、暴走バスに子どもを乗せるのに等しい行為をしてしまい、後悔している親がいます。良かれと思い、運転手の質を確かめることもなく児童生徒を暴走バスに送り込むようなことをしている教員がいます。その背景には、親や教員をそのように誘導している存在があります。専門家の意見を鵜呑みにして広報する役目を果たしている行政とマスコミです。

これから、悲劇の実態やそれを引き起こしている構図、歴史的背景を紐解いていきます。

◢存在感を増す児童精神科医◣

2021年2月15日、衝撃的なニュースが流れました。

「児童生徒の自殺、最多の479人　昨年、休校明けに突出」（朝日新聞）

「小中高生の自殺、過去最多　コロナで大幅増、女子高生突出　文科省」（時事通信）

「児童生徒の自殺者急増　最多479人　コロナ禍の社会不安影響か」（毎日新聞）

「昨年の児童生徒の自殺、最多479人……女子高生は倍増」（読売新聞）

※いずれも同日のwebニュースのタイトル

これらは、同日に開催された文部科学省の有識者会議（児童生徒の自殺予防に関する調査研究協力者会議）において、厚生労働省の自殺統計をもとに文科省が分析した結果[*1]が示されたことを受けた報道です。

479人のうち小学生は14人（前年比8人増）、中学生136人（同40人増）、高校生329人（同92人増）でした。とりわけ高校生女子の自殺者数の急増が目立ち、前年67人から138人に倍増しています。その中でも、原因・動機別分類で「病気の悩み・影響（うつ病）」が15人増の21人、「病気の悩み・影響（その他の精神疾患）」が5人増の15人と目立っています。

朝日新聞は、「6月は長期休校が明け、8月は短縮された夏休みが明けた時期。精神疾患を原因とする自殺が増えている」とする文部科学省の分析を紹介し、「うつ病などの悩みが増える傾向にあり、文科省は相談窓口など精神的なケアの態勢を強化する」と報道していました。

国立成育医療研究センターが立ち上げた「コロナ×こども本部」も、２０２１年2月10日に「回答した小学4～6年生の15％、中学生の24％、高校生の30％に、中等度以上のうつ症状がありました」とする調査結果[*2]を発表し、それを受けて子どものメンタルヘルスを危惧する多くの報道がなされました。

当時、新型コロナウィルスは変異株の出現も相次ぎ、収束の見通しも立たない状況でした。緊急事態宣言やまん延防止等重点措置が繰り返される度に、子どもや若者の生活にも大きな影響が出ていました。コロナ禍が長期化するにつれ、抑うつ状態に苛《さいな》まれたり、その他のメンタルの問題を抱えたりする子どもが増加しても何らおかしな話ではありませんでした。

このような状況において、多くの人々はこのように考えるでしょう。早く子どもたちのメンタルの問題に気付き、専門家である精神科医や心理カウンセラーにつなげる体制を作ることが必要だ、と。しかし、私は児童生徒の自殺問題をめぐる一連の報道や発表に強烈な違和感を覚えました。これだけでは、治療につながらずに精神疾患が悪化した結果自殺したのか、治療につながっているのに自殺に至ったのか評価できなかったからです。

その疑問は後ほど解消されました。同有識者会議が２０２１年6月25日に開催された際、配付された審議のまとめ（案）[*3]にこのような記述がありました。

（4）専門的な対応を要する児童生徒の増加について

すでに述べたように、令和2年における児童生徒の自殺では、うつ病を含む様々な精神疾患の影響を原因・動機とする者の割合が増えており、その傾向は特に中学生年代以上の女子で顕著であった。この原因・動機について吟味する際には、これらの情報があくまでも警察官によって収集されたものであることを考慮しなければならない。現実問題として、精神科治療歴のない自殺事例に関して、警察官が「うつ病であるか否か」を判断することは難しく、また、安易に判断すべきことでもない。自殺した児童生徒はすでに精神科治療歴があり、遺族から診断名などの情報を得ることができたからこそ、そのような判断がなされている。

ここで、既に精神科治療につながっていた児童生徒が自殺に至っていることが明らかになりました。単純に考えたら、治療を受ける前よりも状態が悪化したということになります。もちろん、それはただちに治療をした専門家が悪い、ということにはなりません。検証が必要になるからです。同時に、検証無しに専門家の治療は悪くなかったとも言えません。運転のプロであるタクシーやバスの運転手が事故を起こした場合、当然事故の検証が必要となります。検証によって運転手側に非があるのか無いのかを明らかにさせない限り、再発防止に向けた正しい対応は取れないでしょう。それと同じことです。

しかし、当然と思われる理屈が通用しないのがこの業界です。不思議なことに「有識者」ですらそのような視点を持ち合わせていないのです。先ほどのまとめ（案）は以下のように続けられています。

このことは、児童生徒の自殺予防という観点から考えるとき、きわめて重要な課題を提起することとなる。つまり、これまで何らかの精神疾患が疑われる児童生徒については、精神科の専門治療につなげることで学校は十分に役割を果たしたとされてきたが、それだけでは児童生徒の自殺予防として十分とはいえない可能性を示唆しているからである。逆にいえば、メンタルヘルス問題を抱えた児童生徒を精神科治療につなげるとともに、学校と医療機関が有機的に連携し、場合によっては、地域の保健行政機関や児童福祉機関、あるいは、民間の社会資源とも連携した支援が必要であるともいえる。

ここから読み取れるのは、精神科の治療につなげるという基本は一切ゆるがず、つなげた先の精神科医療機関や治療に問題があったという可能性について全く考慮もしていないという姿勢です。事故を起こしたバスの運転手の技術や資質に問題があったのであれば、その運転手に運転をさせない、あるいはそのバスに乗らないという対応が必要になります。それを検証することすらなく、事故を起こしたバスに引き続き乗客を誘導させるようなものです。もう既に事故は起きているのです。

この有識者たちは「きわめて重要な課題を提起することとなる」としていますが、最も重要な課題から人々の目を逸《そ》らしているとしか思えません。精神科治療につないだのに自殺に至ったのは、はたして連携不足が原因なのでしょうか。つなげた先で一体どんな治療が行われていたのか、という本質的な問題に向き合わないのはなぜでしょうか。

私が治療の検証にこだわるのには理由があります。精神科における治療がかえって状態を悪化させ、自殺に至らせる危険性があることが既に明らかになっているからです。

効果は無いが致死性の副作用がある薬？

もしも、「この薬に効果はありませんが、自殺したくなる副作用があります。それでも飲みますか？」と医師から尋ねられたら、あなたならどうするでしょうか。メリットは無いが致命的なデメリットがある薬にあえて手を出そうとするでしょうか。それはもはや薬ではなく毒と表現すべきものでしょう。

そんなもの国が承認するわけないだろうと思われるかもしれません。確かに、厳密な治験が行われ、効能・効果が確かめられないと、通常国が薬を承認することはありません。しかし、治験の対象者と実際に使われる対象者が異なるということはあり得る話です。普通、治験は大人を対象に行われます。もちろん子どもを対象にしたものもありますが、十分な人数を集めるのが難しいなどの問題があります。そのため、子どもに対する安全性が確かめられないまま、大人への治験のみで承認された薬が子どもに使用されるということはよくあります。

しかし、一旦承認された薬について、その使用実績や追加の臨床試験などの情報が集まってくることによって、年齢別のリスクが明らかになることがあります。その典型が抗うつ薬です。副作用がほとんど無いと鳴り物入りで販売開始された新世代の抗うつ薬は、世界中で使われる中で、自殺や暴力を引き起こす副作用が明らかになりました。しかも、そのような副作用は若者に出やすいことも明らかになりました。様々な議論がありましたが、結局24歳以下には自殺のリスクを高めることが注意喚起されるようになりました。具体的には、2007年10月以降以下のように医薬品添付文書で記載されています。*1

「抗うつ剤の投与により、24歳以下の患者で、自殺念慮、自殺企図のリスクが増加するとの報告があるため、本剤の投与にあたっては、リスクとベネフィットを考慮すること。」

また、うつ病（＝大うつ病性障害）の治療に使われた場合、18歳未満（※レクサプロは12歳未満）への効果が確認できなかったという衝撃的な事実も明らかになりました。日本でも２０１３年３月に厚生労働省によって注意喚起されています。具体的には、以下の記載が添付文書に追加されました[*2]。

「海外で実施された7～17歳の大うつ病性障害患者を対象としたプラセボ対照臨床試験において有効性が確認できなかったとの報告がある。本剤を18歳未満の大うつ病性障害患者に投与する際には適応を慎重に検討すること。」

さて、これで私が本章の冒頭で述べた質問が、決して誇張ではないとご理解いただけたと思います。ただし、これは18歳未満への投与が禁止されたわけでも、保険適応から外れたわけでもないことに注意しなければなりません。要するにこの薬を18歳未満に処方しても法的には何の問題もないということです。

とはいえ、裁量権があるからと言って何でも許されるわけではありません。説明義務違反であれば民事的な責任を問われます。十分な説明も無しに投薬治療をした場合、患者の自己決定権を侵害したことになります。なぜならば、副作用や他の治療の選択肢などについて事前に説明を受けて理解していたら、その投薬治療を受け入れなかった可能性があるからです。メリットよりもデメリットが上回る投薬ならなおさらそうでしょう。

投薬に関して期待される効果だけではなく、副作用についても十分に説明を受け、さらには別の治療手段についても理解した上で、それでも投薬治療を選択するのであれば、私にその決定を否定する権利はありませんし、その決定を尊重します。ただし、実際に精神医療現場でインフォームドコンセント（コラム参照）が十分になされているかについては大いに疑問があります。

コラム　精神医療現場でのインフォームドコンセント

精神科は他の診療科と異なり、たとえ本人の意志に反したとしても一部の治療を強制できることが特別な法律（精神保健福祉法）で認められているという特殊性があります。そのため、インフォームドコンセントが軽視される傾向にありました。

ところが、精神保健福祉法改正に伴い、厚生労働大臣が示した基本指針「良質かつ適切な精神障害者に対する医療の提供を確保するための指針」（2014年3月7日）において、「精神医療においても、インフォームドコンセント（医師等が医療を提供するに当たり適切な説明を行い、患者が理解し同意することをいう。以下同じ。）の理念に基づき、精神障害者本位の医療を実現していくことが重要」とする基本的考えが示されました。

ただし、この基本指針が現場で理解、徹底されているとは到底言い難い状況です。なぜならば、法律で認められていない強制服薬が広範囲で確認できるからです。法的に認められている強制治療とは強制入院、身体拘束、隔離であり、強制的な服薬や注射までは認められていません。ところが、それがさも当然であるかのように精神科病棟では日常的に行われています。

私自身、服薬や注射を強制されている事例について本人や家族からよく相談を受けるのですが、服薬を強制できる根拠となる法令は存在しないこと、インフォームドコンセントの理念に基づくことが重要とする基本指針が存在することを相談者に説明しています。その上で、主治医に対してどのような法的根拠に基づいて服薬を強制しているのか示してもらうようにしてくださいとアドバイスします。それに対する反応で主治医の程度がわかるからです。インフォームドコンセントを無視する精神科医は、根拠を示すこともできず、「（主治医が患者に服薬強制するのは）当然のことだ」「基本指針は知っているが現場はそうではない」「そんなことは役所に聞いてくれ」などとごまかしたり、激高したりするのがせいぜいです。

残念なことに、これは決して特殊な事例ではありません。有名な国立病院や大学病院でも同様の反応なのです。呆《あき》れるようなエピソードは数え切れないほどあります。そこには、十分に説明して説得し同意を取り付けるというインフォームドコンセントの理念など微塵《みじん》も感じられません。患者は主治医に従って当然だという傲慢な姿勢が感じられます。

外来においても主治医の説明不足が目立ちます。薬に対する説明がほとんど無いために、聞いてなかった副作用に苦しめられたという不満を訴える患者の声はネット上で溢れています。少し探せばＳＮＳやブログでいくらでも見つけられます。処方について疑問に感じたことを尋ねただけで主治医が不機嫌になった、怒られたという経験を持つ患者も少なくありません。

もしもインフォームドコンセントが精神医療現場で徹底されているのであれば、私がこのような書籍を出す理由などありません。患者側にとって重要な、命に関わる情報が知らされていないという現実がそこにあります。圧倒的な情報弱者となっている患者や家族が判断に必要な情報を手に入れられるよう、誰かがその溝を埋める役割を果たす必要があります。

では、実際にどれだけの（新世代）抗うつ薬が子どもや若者に処方されているのでしょうか。特に、自殺関連行動のリスクが増大する24歳以下と、効果が認められない18歳未満（レクサプロは12歳未満）に対してはどうでしょうか。保険診療に関して、厚生労働省がホーム

24歳以下に対する抗うつ薬処方実態（外来院外・外来院内・入院処方合計）

	5～9歳	10～14歳	15～19歳	20～24歳
サインバルタカプセル20mg	1,330	103,359	1,000,403	3,508,285
サインバルタカプセル30mg	-	28,251	342,628	1,347,608
パキシルCR錠12.5mg	-	32,644	197,871	564,553
パキシルCR錠25mg	-	16,140	161,614	525,117
パキシル錠10mg（後発品含む）	-	19,818	135,110	397,749
ジェイゾロフト錠25mg	23,224	255,243	556,711	732,409
ジェイゾロフト錠50mg	-	22,929	116,992	209,819
セルトラリン錠25mg（後発品含む）	33,577	311,537	1,250,315	2,618221
セルトラリン錠50mg	-	21,615	180,442	491,467
イフェクサーSRカプセル37.5mg	-	22,055	215,803	724,483
イフェクサーSRカプセル75mg	-	24,345	398,244	1,812,447
ミルタザピン錠15mg	-	20,759	239,006	1,007,268
リフレックス錠15mg	-	14,772	130,149	346,227
フルボキサミンマレイン酸塩錠25mg(後発品含む)	141,804	941,107	1,536,828	1,693,484
レクサプロ錠10mg	24,633	589,874	3,002,645	7,006,374
トレドミン錠25mg	-	-	6,186	15,792
合計	224,568	2,424,448	9,470,945	23,001,303

合計　35,121,264錠

参考：厚生労働省NDBオープンデータ(2020年4月～2021年3月)
※1000未満の場合は「－」で表示されている
※薬効分類毎に処方数量の多い薬剤（上位100品目）に公表が限定されているため、実際はこれ以上の錠数が処方されている

ページ上で公開しているオープンデータがあるので、そこを調べることである程度の情報が見えてきます。外来（院外処方）、外来（院内処方）、入院という処方の形態別に、どの年代の患者にどの薬がどれだけ処方されているのか、具体的にわかるようになっています。そこで、形態別の処方をひとつにまとめた表を作成しました。

注意すべきは、うつ病だけではなく、強迫性障害や不安障害等にも適応がある抗うつ薬があるということです。表で取り上げた薬の中で、純粋にうつ病・うつ状態だけに効能・効果が承認されているのは、リフレックス、ミルタザ

ピン、イフェクサー、トレドミンで、それ以外には他の効能・効果が追加承認されていま す。そのため、効果が確認できなかった大うつ病性障害（うつ病）以外に使われている分も 混ざっており、純粋にどれだけの量がうつ病治療に使われたのかまではわかりません。それ でも、24歳以下に自殺のリスクを高める薬が、その対象年齢に約3千5百万錠も年間で処方 されているということがわかります。

確実に18歳未満である5～9歳に22万錠、10～14歳に242万錠も処方されています。15 ～19歳には947万錠処方されていますが、そのうちどれだけが18歳未満に該当するのかま ではわかりません。しかし、17歳と364日までは効果が無く、その翌日から効果が出ると いう話ではありません。18歳、19歳だから全く問題無いとはならないはずです。

さて、この患者及び家族は、本当に「納得」して服用しているのでしょうか。効果は無い が自殺したくなる薬だと理解して服用しているのでしょうか。断言しますが、何も知らない で服用している人は確実にいます。なぜならば、私が実際にそのような事例をいくつも知っ ているからです。私から情報を聞き、医薬品添付文書に書かれてある説明に目を通し、初め て知った事実に驚愕している患者や親に何人も会ったからです。

抗うつ薬の医薬品添付文書では、「重要な基本的注意」として「家族等に自殺念慮や自殺 企図、興奮、攻撃性、易刺激性等の行動の変化及び基礎疾患悪化があらわれるリスク等につ いて十分説明を行い、医師と緊密に連絡を取り合うよう指導すること」などと記載されています[*3]が、私が話を聞く限りでは、ほとんどの事例でこのような最低限の注意すら守られていませんでした。ただし、当然ですが我々のところに寄せられる情報には偏りがあります。診療に満足している人ではなく被害を受けたと感じた人がコンタクトしてくるからです。ですから、全ての精神科医が副作用すらまともに説明してないとまで乱暴なことは言いません。それでも、決して「ごく一部の例外」と片付けられない問題です。

いや、子どもを専門としない精神科医が知識も経験も無しにずさんな投薬をしているだけで、ちゃんとした専門の児童精神科医は投薬に慎重だし、十分に説明をしている、と反論して来る人がいるかもしれません。確かに、児童精神科の予約が埋まっているため、特に児童精神科を標榜《ひょうぼう》していない普通の精神科を受診して治療を受ける子どもたちも存在します。そこで安易な処方が行われている可能性はあります。

児童精神科の専門学会である日本児童青年精神医学会には「学会倫理綱領」が掲げられています[*4]。前文において「治療的介入や研究活動が子どもの心身の機能および人権に対して侵襲的なものにならないよう十分な配慮が必要である」と示され、本文においても「会員は、治療や援助の対象としている子どもが急激な発達的変化の途上にあることに十分に留意しなければならない。子ども期は発達上の個人差が著しく、症状の変化も激しい時期にあるので評価は慎重でなければならないし、薬物の使用などの医療的処置やその他の臨床的対応にも慎重でなければならない。」と明記されています。

ただし、同学会に属さない児童精神科医は存在しますし、同学会に限らないことですが、所属している団体が掲げている倫理綱領に堂々と違反している精神科医も存在します。児童精神科医という肩書きを持っているだけですっかり信用してしまう人もいるようですが、はたして妄信するような姿勢で大丈夫なのでしょうか。

児童精神科医への疑問

皆様は児童精神科医という存在に対してどんなイメージをお持ちでしょうか?

——子どもの心を理解することができる専門家

——子育てに悩む親を指南してくれる専門家

——児童虐待問題に立ち向かう専門家

——発達障害を診ることができる専門家

様々な見解があるかと思いますが、多くの人々にとって、悩みや困難を抱える子どもたちの強い味方だというイメージが強いことでしょう。そこには、素人には決して理解できない高度な専門性を有しているに違いないという、一種の畏敬《いけい》の念も含まれてくるでしょう。

しかし、イメージと実態がかけ離れているというのはよくあることです。宣伝や広告、PR(広報活動)の世界を生きている我々は、作られた良いイメージの裏側にあったおぞましい真実を知ってしまい、驚愕するという経験を何度も繰り返してきています。好感度の高いタレントが、スキャンダル発覚により、一夜にして人類の敵みたいな扱いになる様子を嫌というほど目にしてきたことでしょう。

タレントに勝手なイメージを抱き、嫌な一面を知って裏切られたと一方的に嘆くくらいならまだ良いかもしれません。しかし、私が懸念するのは命に関わることです。児童精神科医に安易なイメージを抱き、事実に目を向けないまま全てを委ね、愛する子どもや自分の人生を狂わせてしまった人を何人も見てきました。

そのイメージどおり、高い専門性、技術、人格を兼ね揃えた素晴らしい児童精神科医もいるでしょうが、そのようなイメージからほど遠い児童精神科医が確実に存在します。その実例はいくらでもあり、これから本書でも取り上げていきます。なぜイメージと実態のギャップが存在するのでしょうか。

後ほど詳しく説明しますが、その背景には精神医学のマーケティング化という現象があります。マーケティングにおいて鍵となるのは、需要を作り出すことと、購買意欲を駆り立てるようなイメージを作り出すことです。児童精神科領域において、このマーケティング戦略は非常に当たっています。児童精神科医が欠かせない状況を作為的に作り出し、児童精神科医が問題を解決できる絶対的存在であるとするイメージを売り込むことに成功しました。

ただし、イメージはあくまでもイメージです。それが科学的事実に基づくとは限らず、現実の姿と乖離することもしばしばです。また、イメージが危険な要素を覆い隠してしまうことで、危険が察知されない状況になることもあります。まるで、地雷が多数残っている場所全体が土で覆われて安全に見えるように。

かつての児童精神科は間違いなく地雷だらけでした。時代は変わり、現代の児童精神科は、子どもたちにとって安全な避難所になっているのでしょうか。地雷は無事撤去されたのでしょうか。それとも、作られたイメージによって地雷は撤去されないまま覆い隠されてしまったのでしょうか。

結論から述べると、地雷はまだ残っています。もしも地雷がむき出しのままであり、そこに地雷が存在するという事実が周知され、注意喚起されているのであれば、たとえ避難先に地雷があったとしてもその危険に対処できるかもしれません。しかし、地雷が覆い隠されてそこが安全な避難所だと周知されたらいかがでしょうか。無警戒の人々が地雷の餌食《えじき》になるのは目に見えています。実際、そのような事故があちこちで起きています。象徴的な事件を一つ紹介します。

２０２０年12月３日、ある児童精神科医が逮捕されました。その精神科医は産業医科大学附属病院の精神科で思春期外来を担当する医長でした。国家資格である精神保健指定医の資格を有し、国内最大の精神医学会である日本精神神経学会認定の専門医・指導医でもありました。そして、日本児童青年精神医学会と日本子ども虐待防止学会に所属していました。この肩書きだけを見ると、精神医学全般はもちろん、児童精神医学にも精通する高い専門性を持ち、児童虐待防止にも取り組む素晴らしい専門家だと思えるでしょう。しかし、あろうことかこの児童精神科医はその立場を悪用し、外来を受診した女子中学生にわいせつ行為をしたとして、児童福祉法違反で立件されたのです。

この件に関する日本児童青年精神医学会の対応は迅速でした。逮捕された3日後には以下のような声明が発表されました。[*1]

２０２０年12月６日

すべての皆様へ

日本児童青年精神医学会

代表理事　飯田　順三

本学会会員の児童福祉法違反の疑いでの逮捕につきまして

北九州市におきまして思春期外来を担当する精神科医師が、治療を担当していた女子中学生に対し淫らな行為をさせたとして、児童福祉法違反の疑いで逮捕されたと報じられています。逮捕された精神科医は、本学会の会員であります。被害に遭われました女子中学生ならびにご家族、関係者の方々に対し、深くお詫びを申し上げます。

本学会は「全ての子どもを掛けがえのないパートナーとして、その尊厳と人権を尊重し、児童青年精神医学が保健・医療・福祉・教育・司法等の向上発展に寄与するよう、献身しなければならない」ことを学会基本理念に掲げております。そして、子どもの心を守り、支え、育むことこそが我々の使命です。報じられている内容が事実であれば、女子中学生、さらに治療を提供すべき子どもに対して、治療者でありながら心身を傷つけたのであり、強く非難されるべき行為であることは言うまでもありません。

本学会としましては情報収集に努め、事態の推移を把握し、しかるべく対処して参ります。同時に、学会基本理念に立ち返り、その役割を適切に果たすことができるよう邁進して参る所存でございます。


一方、不可解な対応だったのが日本子ども虐待防止学会です。同学会の理事長（当時）である奥山眞紀子医師は、国の施策に強い影響を与え続けてきた、権威中の権威と呼ぶに相応《ふさわ》しい児童精神科医です。子ども虐待防止を掲げる専門学会である以上、当然会員による子ども虐待など決して看過できないはずだと私は当初考えていました。

ところが、同年12月24日に当該児童精神科医が起訴された後も何ら見解は発表されませんでした。そして、逮捕されてから1か月経っても何の動きも見られませんでした。さすがにこれは意図的に無視しているのだと思い、公開質問状を2021年1月4日付で書き上げ、送付しました。回答はあったものの、その後も虐待防止を専門とする学会とは思えない対応が続きました。最終的には学会としての責任を果たすどころか、本件に関する一切の検証を拒否し、トカゲの尻尾を切るかのごとく当該児童精神科医を切り捨てて終わりました。このあたりの詳細は改めて153ページ以下で詳しく取り上げます。

奥山医師が国立成育医療センター（現国立成育医療研究センター）でこころの診療部部長を務めていた時期に、奥山医師を中心として「子どもの心の診療ネットワーク事業」が築かれました。その成果として、同センターのホームページには「子どもの心の診療　機関マップ」が公開されています[*2]。事件が起きた産業医科大学病院は、まさにその機関マップで紹介されていたのです。

同ホームページでは、「子どもの心の診療ネットワーク事業」について、「拠点病院を中心に行政や機関の枠を超えて地域のさまざまな機関が手をつなぎ、子どもの心の健康をネットワークでサポートしています。」と説明されています。また、機関マップの注意点として「掲載施設は、掲載許可をいただけた施設であり、当サイトが推薦する施設ではございませんのでご了承ください。」と記載されています。「ネットワークでサポートしています」と言いながら、つなげた先に何の責任も持たない体質が見て取れます。

さて、これは決して一個人、一大学病院、一学会の問題ではありません。業界全体の信用に関わる問題です。受診を呼びかけたり、受診につなげたりしているあらゆる関係者（行政、学校、マスコミ関係者を含む）も、つなげるだけつなげ、そこでつなげた子どもが被害に遭っても知らんぷりでは話になりません。責任を持たずにただつなげて丸投げすることを「ネットワーク事業」と称するのでしょうか。

起訴された児童精神科医、S医師の初公判が開かれたのは、2021年8月18日でした。もともとは2021年2月に初公判を予定していましたが急遽中止となり、公判前整理手続が進められていました。その間にS医師は産業医科大を懲戒解雇され、日本児童青年精神医学会を除名処分されていました。[*3] 初公判で明らかにされたのは、その悪質な手口でした。

被害に遭った中学生少女は、11歳からS医師のもとに通っており、医師として信頼していました。少女は、主治医から見放されるのが怖く、また嫌われたくないという思いから、気持ち悪いと思いつつ性的行為を受け入れてしまいました。怖くなった少女が母親に相談したことで事件が発覚しました。

S医師は起訴事実を認めましたが、S医師の言い分は呆れるものでした。少女が精神的に不安定になり、更に少女が援助交際をするとほのめかしたため、それなら自分がその最初の客になることが少女を安定させると思い、自ら申し出て性的行為に及んだ、とのことでした。

そもそもS医師は、プロの治療者として結果を出すことができませんでした。少なくとも2、3年治療を続けながら、少女は不安定になりました。その失敗を逆に利用するかのように立場を悪用し、少女を助けるフリをして自分の勝手な欲望を満たしたことになります。実は、S医師のようにあたかも患者のため、あるいは治療の一環という名目で患者と性的関係を持つ精神科医は珍しくありません。深刻な反倫理的行為ではあるものの、患者が成人している場合、犯罪行為とはならないため、取り締まられることもありません。*4 深刻な被害があっても表に出て来ることがないため、単に知られていないだけです。S医師の場合は相手が当時14歳の未成年であったため、刑法性犯罪ではなく児童福祉法違反で摘発されました。

S医師は、2021年9月22日、福岡地裁小倉支部において有罪判決（懲役3年執行猶予4年）を言い渡されました。双方控訴せず、判決は確定しました。

ごく一部の例外的問題なのか？

さて、とんでもない事例を紹介しましたが、このような事例を挙げて業界を批判すると必ず反論がやってきます。「こんなのはごく一部の例外的な事件だ」「大半の児童精神科医はまともに診療している」「例外的なごく一部をあげつらって業界全体を貶《おとし》めるのは印象操作だ」「どこの業界も一定数の不届き者がいる」「お前の過剰な批判で受診を控えて悪化する人が出たら責任取れるのか?」……といった具合です。

もしもこれがどこの馬の骨かもわからない、野良医者が引き起こした事件なら、その言い分もわからないわけではありません。日本では、専門学会に所属して学会認定の専門医や認定医の資格を取らないと特定の標榜科を名乗れないというわけではありません。そのため、児童精神医学についてほとんど知識や経験の無い医師であったとしても、開業して「児童精神科」「思春期精神科」「小児精神科」などと標榜することが可能です（2008年4月1日より診療科名の標榜方法が変更され、これらの名称の標榜ができるようになった）。[*1] そのため、どの専門学会にも属さない野良医者が、児童精神科医を自称しても法的には問題ありません。

以前の著作『もう一回やり直したい』で取り上げた鹿児島の精神科医、Y医師も、自称児童精神科医でした。その肩書きを使って学校医も務めていました。当時未成年の患者から、不適切な治療を受けたという被害の声も私のところに寄せられていました。ちなみに、Y医師は2020年2月に有罪（詐欺罪で懲役2年執行猶予4年）が確定し、その後行政処分を受けて令和3年2月12日から3年の医業停止処分（自動的に精神保健指定医の資格剝奪）となりました。

確かに、Y医師の事例だけを挙げて児童精神医学業界を批判するのは筋が違います。この場合、批判すべきはそんな医師でも児童精神科を標榜できてしまう制度や、デタラメな野良児童精神科医を野放しにしている医療行政、このような現実を無視してひたすら受診につなげる無責任な関係者でしょう。

しかし、今回事件を起こしたのは、野良でも下っ端でもない、ちゃんとした立場の児童精神科医でした。もっとも、業界的には権威とまでは言えず、せいぜい中堅レベルかもしれません。それでも患者や家族にとって、大学病院の専門外来の責任者というのはとてつもなく高い地位であり、権威であることに間違いありません。少なくとも、今まで同病院の思春期外来を受診してきた大勢の子どもやその家族は、被害に遭う可能性など念頭にすらなかったことでしょう。

そもそも、たとえごく一部の例外であったとしても、被害を無視しても良いことにはなりません。そして、大半はまともであるという事実があったとしても、注意喚起をしてはいけない理由にはならないでしょう。例外的な被害は無視して注意喚起もすべきでないという理屈がまかり通るのであれば、「痴漢に注意」「ひったくり多発注意」「振り込め詐欺に注意」という類の看板の存在も否定しなければなりません。つまり、防犯そのものを否定することになります。

私が憂慮しているのは、精神科受診を呼びかける報道や行政の広報が多くなり、精神科と連携して受診につなげるようなメンタルヘルス対策が様々な分野に広がる中、「防犯」という視点が完全に欠落しているという事実です。そして、読者の皆様にまず持っていただきたいのは、この防犯の視点なのです。危険を事前に察知して回避し、自分の身は自分で守ることが重要です。なぜならば、悪質な存在を監視し、取り締まり、排除するという機能が、医療行政にはほとんど期待できないからです。

現行の医師法や医療法に基づいた指導には限界があり、よほどの健康被害が生じない限り医療行為そのものに踏み込んだ指導はできません。たとえば、その投薬がおかしい、と医師の裁量権を超えて指導する権限は行政にないのです。指導できるのは、施設基準や人員配置、その他手続き上の不備など、あくまでも表面的、形式的な点に限定され、医療の中身に口出しはできません。当然ですが、医療の質を定期的に確認し、保証するようなこともできません。そのため、市民から相談を受けたとしても、どこの医療機関が良質でどこが悪質かなど説明しようがありません。その結果、つなげる先の医療機関の質を確かめることもなくつなげてしまいます。

さらには、麻薬取締官などの司法警察官を除き、通常の公務員には犯罪捜査をする権限もありません。怪しいと思ってもカルテを強制的に押収することはできません。公務員には告発義務がある（刑事訴訟法第二百三十九条第二項「官吏又は公吏は、その職務を行うことにより犯罪があると思料するときは、告発をしなければならない」）ので、捜査権のある警察等に告発して捜査してもらうことはできますが、問題ある医師を直ちに退場させることにはなりません。なぜならば、罰金刑以上が確定してから医道審議会に諮《はか》るという手続きを経ないと医師免許の停止や剝奪ができないからです。[*2] 刑事裁判自体に数年かかることも珍しくなく、その間に医療行為を続けても法的に何の問題もありません。

つまり、行政は認可している医療機関が提供する医療の質には責任を持たず、腕が悪いヤブ医者を排除するどころか、明らかに犯罪的な医師すらも排除できないのが現状です。そのような役割を医師会や医学会に期待する人がいるかもしれませんが、それも幻想に過ぎません。所属会員に対する内輪の処分はできますが、それが限界です。医師免許がある限りそれらに所属しなくても医療行為は問題なく続けられます。

食品業、製造業では不良品の混入など許されません。ましてや、それが命に関わる問題となれば、すぐに関係者の首が飛び、会社がつぶれてもおかしくありません。ところが、医療という業界では不良品の混入は大目に見られているようです。消費者が運悪く不良品にあたり、命に関わる重大な被害に遭ったとしても、誰も責任など取りません。まずはこの現実を受け入れることが重要です。これらを考慮すれば、防犯という視点を持つことがいかに重要であるか理解できるでしょう。

子どもと精神医療の関わり

では、現在どのくらいの子どもたちが精神医療に関わっているのでしょうか。いくつか参考になりそうな統計を見ていきましょう。厚生労働省が3年に1度行っている患者調査から、20歳未満の精神疾患総患者数の推移を見てみましょう。[*1]

次に、厚生労働省が公表しているレセプト情報・特定健診等情報データベース（通称ＮＤ

◆20歳未満の精神疾患総患者数（疾患別内訳）

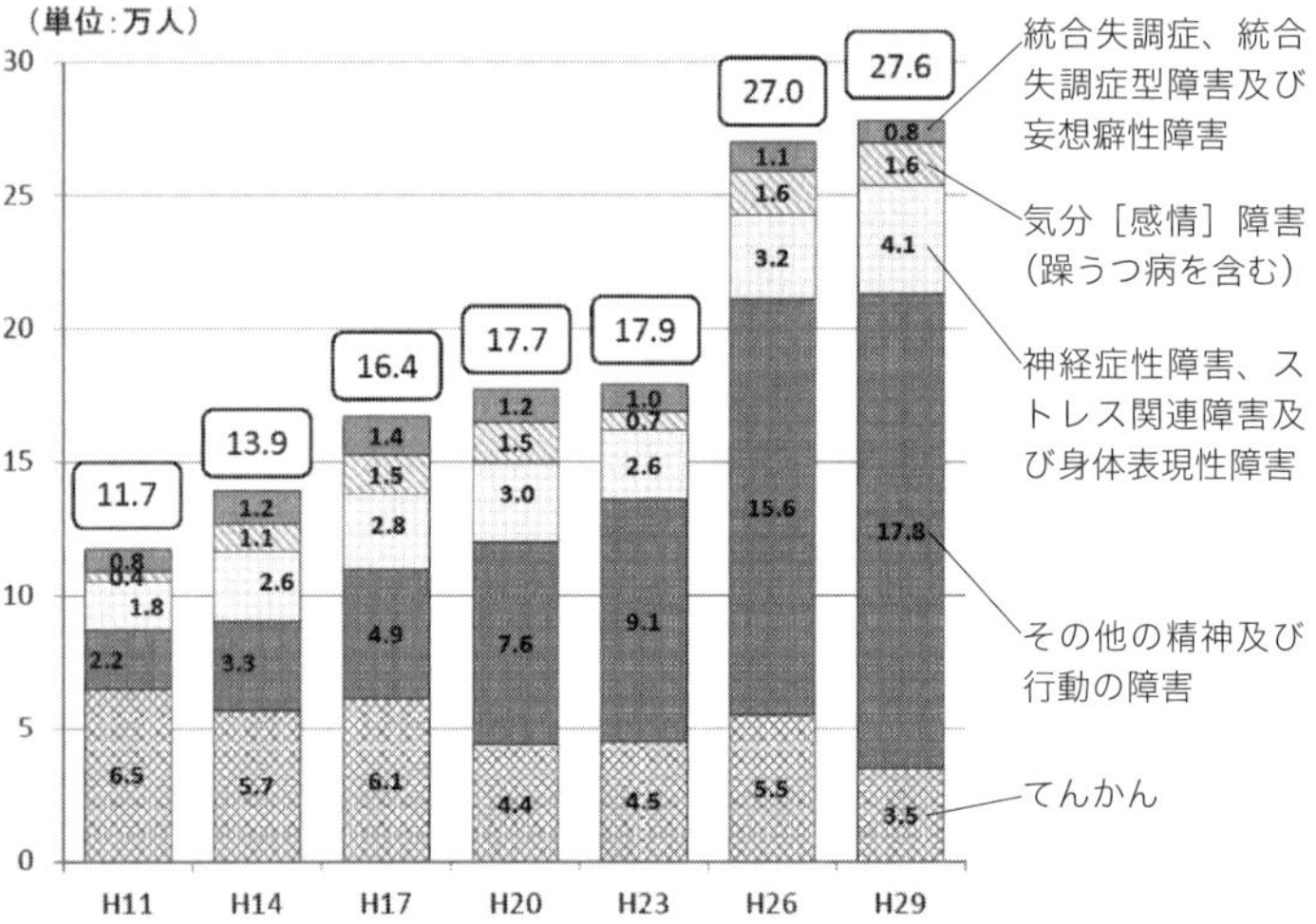

※H23年の調査では宮城県の一部と福島県を除いている

資料：厚生労働省「患者調査」より厚生労働省障害保健福祉部で作成

Bオープンデータ）から情報を取り出して見てみましょう。ここでは、どんな年代の人がどんな治療を延べどれだけ受けたのかがわかります。あくまでも延べ回数であるため、正確な患者数などがわかるわけではありませんが、年次比較することで患者が増えているのかどうかの傾向がわかります。

通院や在宅の患者に対して施される「通院・在宅精神療法」という診療行為がありますが、これは精神科を標榜する医療機関にとって主な収入源となるメインの保険診療行為と言えるでしょう。20歳未満の患者に対して算定された通院・在宅精神療法について、NDBオープンデータ

◆ 20歳未満への通院・在宅精神療法算定回数

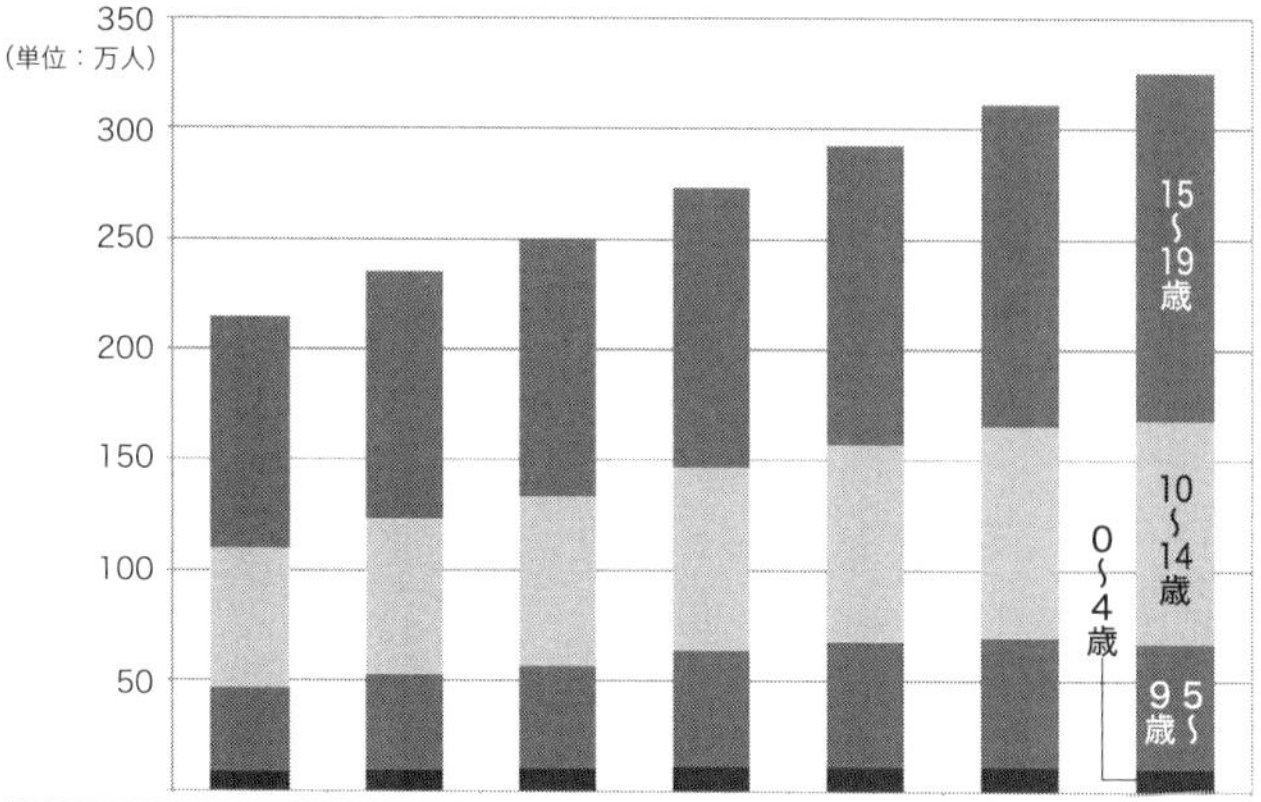

	2014年度	2015年度	2016年度	2017年度	2018年度	2019年度	2020年度
15～19歳	1,041,784	1,119,746	1,170,179	1265,826,	1,354,567	1,457,775	1,572,238
10～14歳	633,081	705,045	760,686	836,455	894,294	957,518	1,010,511
5～9歳	373,893	424,259	468,871	520,636	558,106	579,153	565,962
0～4歳	93,289	101,262	104,418	117,839	117,839	116,665	107,197

の7年分の年次推移をグラフにしてみました[*2]。

全ての年代で増加傾向にあることがわかります。２０１４年度と２０２０年度を比較すると、０～４歳は１・15倍、５～９歳は１・51倍、10～14歳は１・60倍、15～19歳は１・51倍となっています。精神科に通院する子どもの数が急増していることに疑いの余地はなさそうです。

ただし、ここで需要が増えた（＝精神科治療を必要とする子どもが増えた）ために、通院する子どもの数が増加したと考えるのは早計です。捏造や不適切なマーケティングによって不必要な需要を作り出すことがこの業界ではしばしば行われてきたか

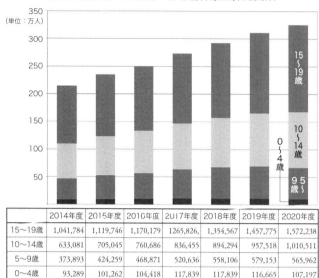

◆長野県の小・中学校全体における
発達障害の診断・判定を受けている児童生徒の割合

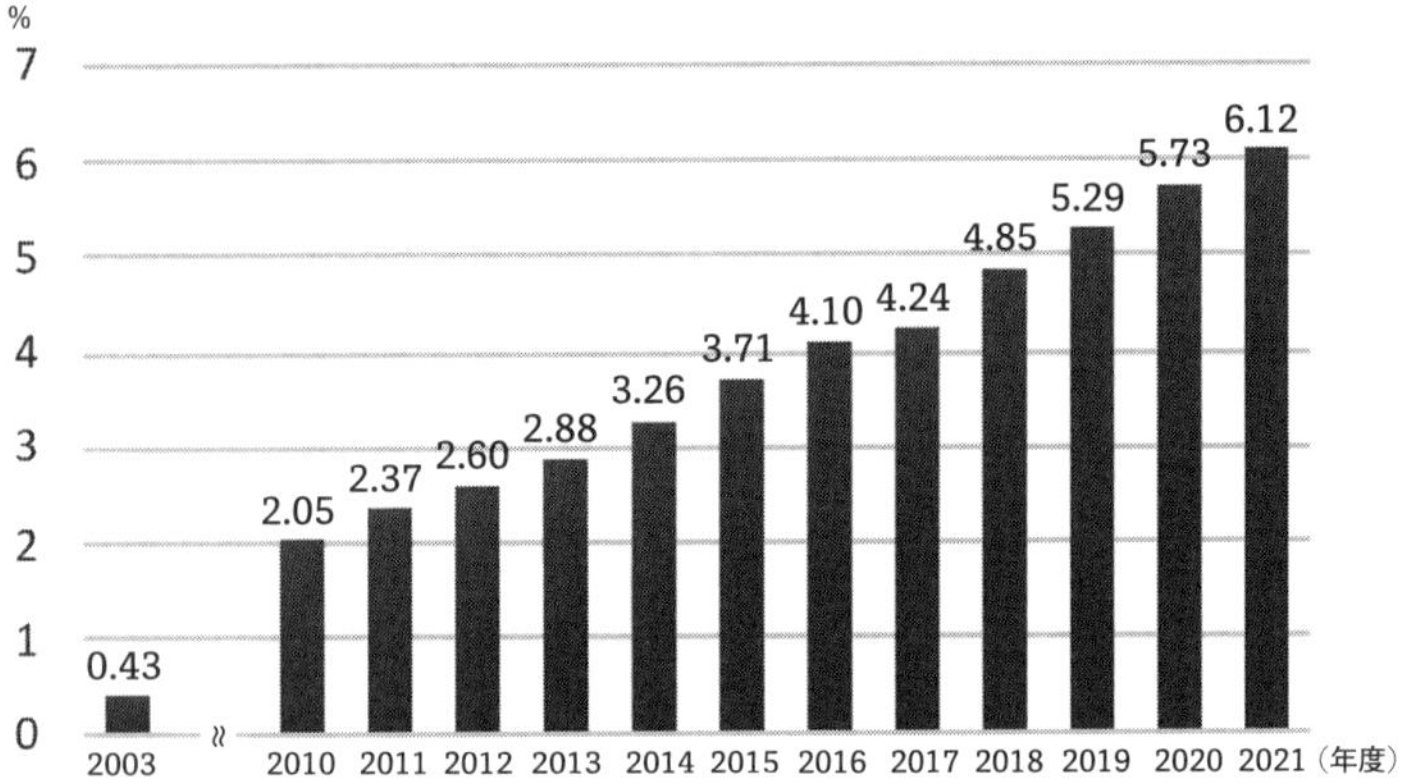

らです。発達障害がここ10数年不自然に急増したカラクリについても、過去の著作『発達障害バブルの真相』（2018年、萬書房）、『発達障害のウソ』（2020年、扶桑社新書）で指摘しています

　発達障害は必ずしも精神科で診断されるわけではなく、小児科や小児神経科でも診断されます。ただ、発達障害自体は精神科領域に含まれています。具体的にどれだけ増えているのかを示す統計があります。長野県教育委員会は毎年発達障害の実態調査を行っています[*3]。医師の診断や臨床心理士、児童相談所等の専門機関の判定を受けている児童生徒数の割合の推移をグラフにしてみました。

　見事なまでの右肩上がりです。しかも、この調査は学校が把握している児童生徒数であるため、診断や判定を受けながら学校に報告していないケースは含まれていません。実際の割合はこれ以上と推測されます。この割合ははたして多いのでしょうか。それともそれでも少ないのでしょうか。

専門家の言い分を聞いてみましょう。著名な児童精神科医である本田秀夫医師（信州大学子どものこころの発達教室）は、読売新聞Ｗｅｂ版ヨミドクターにおいて「精神医療の関わりを要するのは10人に1人以上」と題するコラムを書き、「実は、精神医学の知識のある専門家が、何らかの形で関与する必要があると思われる子どもは、全体の1割を下らないと推定されています。」と説明しています。[*4]

同じく著名な児童精神科医である杉山登志郎医師（福井大学子どものこころの発達研究センター）は、「子どもの10人に1人は発達障害『治療をする場がもっと必要です』」と題する文春オンライン記事（２０２０年6月20日）において、「発達障害にいたっては、今や子供の1割が抱えているともいわれていますが、臨床の現場では、児精医の対象は全児童の15〜20％に達しているというのが実感です。」と述べています。[*5]

10人に1人どころか、5人に1人の児童が精神医療を必要としているとなれば大変なことです。子どもたちのメンタルヘルスは本当にそこまで悪化しているのでしょうか。たとえそれが事実であったとしても、それは本当に児童精神科医が介入しなければ解決できない問題なのでしょうか。このような数字や発言にどこまで信憑性があるかわかりませんが、親や教員を不安にさせるには十分な数字でしょう。不安が煽られた場合、子どもの行動をなんでもかんでも発達障害や精神疾患に結び付け、専門家である児童精神科医につなげなければならないと思い込む大人を大量に生み出してしまいます。

この状態にコロナ禍の影響が上乗せされることになるので、そのうち全ての子どもには精神医療が必要だと言い出す専門家も現れることでしょう。専門家の言い分に耳を傾ける限り、際限なく需要は作られ続けます。その主張が正しいか正しくないかという以前に、いくらでも不安は煽られてしまうでしょう。しかし、そんな専門家たちが決して自ら明かさない負の側面があります。次章でそれを取り上げます。

コラム　障害という訳語の問題

「精神疾患」「精神病」「精神障害」と似たような言葉がいくつもあるので混乱すると思います。一般的に「病気」≒「疾患」は医療機関で取り扱うため、精神科で取り扱う対象も自ずと病気であると多くの人は考えるでしょう。そうであれば、「精神病」あるいはもう少しフォーマルな「精神疾患」という表現が適切と思われるでしょう。

しかし、うつ病や統合失調症、双極性障害など、精神科で治療対象となっているものは、病理学的には疾患ではありません。もう少し正確に表現すると、将来的には疾患であると証明されるかもしれないものの現時点では症候群と呼ぶべきものです。

原因が特定されてはいないが共通の特徴的な症状を示す患者が多い場合に、その集まりに対して便宜的につけられた名称が症候群です。原因が特定された場合、その症候群は正式な疾患と格上げされます。100年以上研究され続けてきた統合失調症やうつ病ですら原因が不明のままです。原因を特定して診断するという手法が取れないため、表面上の症状の特徴から症候群を細分化し、そこに当てはめることで「病名」ではなく「診断名」を付けるという手法に精神医学会は切り替えていきました。

その細分化された単位は「疾患」ではないために、~病（disease）という表現は不適切と考えられ、別の名称が使われることになりました。それが~障害（disorder）です。ここでdisorderを「障害」と訳してしまったのが大混乱の原因です。

「障害」は様々な意味を含む言葉ですが、障害があるという文脈で使われた場合、器質や機能の欠損という意味で受け取られやすいでしょう。失われた手足が戻らないように、回復不能というイメージも伴います。英語ではimpairmentに該当します。これは回復可能な「疾患」よりも重いという位置付けになります。一方、

disorderは変調や不調に該当する言葉です。正常な状態から外れているという意味であり、「疾患」よりも軽いイメージになります。

精神障害や発達障害、パニック障害などはdisorderに該当します。本来disorderは「症」などと訳すのが適切ですが、「障害」と訳してしまったため、別の意味の「障害」と混同されることになりました。その結果として、発達障害はあたかも脳の器質的な障害であり、それゆえ一生治らないというイメージを作り出すことになりました。

専門家の間でも障害という訳語を問題視する声が上がり、神経発達症（neuro-developmental disorder）や自閉スペクトラム症（autism spectrum disorder）のように、徐々に症という訳語に切り替わってきている*6ものの、既に定着している呼称を変更する難しさもあり、「病」「症」「障害」が混在しているのが現実です。

我々が「精神疾患」「精神障害」と呼んでいるものは、広い意味では（厳密な定義に基づいた専門用語ではなく広く使われている一般用語として）病気として捉えることができますが、個別の分類（診断名）については疾患と言えるものではなく、かつ障害と呼ぶのも違うイメージを連想させます。

ですから、誤ったイメージを与えないよう本当は「精神疾患」および「精神障害」という呼称を使いたくありませんが、それに代わる適切な言葉が無いため、本書では基本的に精神疾患という呼称を使います。ただし、引用文などは引用元そのままの言葉を使う上、文脈上精神障害と書かざるを得ない箇所もあるため、表記の混在はご容赦ください。

第2章

児童精神医学の知られざる歴史

◢児童精神科医は子どもの味方か？◣

どの時代にも居場所の無い子どもたちが存在していました。戦争孤児や浮浪児、捨て子が街にあふれていた時代もありましたが、現在では乳児院や児童養護施設のような受け入れ先もあり、ほぼどの子どもたちにも物理的な居場所が与えられています。しかし、物理的な居場所（house）はあったとしても、安心して拠り所となる居場所（home）を持たない子どもたちはたくさんいます。

コロナ禍で「ステイ・ホーム」が繰り返し強調された時期、自宅が安心できる拠り所ではない人々にとって、自宅にとどまることは本当の意味でのステイ・ホームではなく、むしろ息苦しさや苦痛を助長する結果となりました。そういう意味では、コロナ禍で過度なストレスを抱え、心病む子どもたちが出て来たのも当然のことでしょう。

一方、自宅や自室が唯一の拠り所となり、学校など外の世界に居場所が無い子どもたちもいます。生きづらさを感じたり、周囲から拒絶や排除されたりする子どもたちもいます。自分以外の子との発達や能力の差に悩みを抱える子どもたちもいます。大人の一方的な都合に振り回されている子どもたちもいます。

このような、居場所が無かったり、困難や悩みを抱えたりする子どもたちに寄り添い、専門的な立場から子どもたちを守り、ケアするのが児童精神科医の役割だと言われたら、多くの人は納得することでしょう。児童精神科医が実際にそうしているかどうかはさておき、世間はそのように期待し、子どもの味方というイメージを抱いています。

さて、昔から今まで、児童精神科医は子どもの味方であり続けたのでしょうか。特に、世間から排除され、見捨てられてきた子どもたちを本当に守ってきたのでしょうか。歴史を紐解くと、むしろその真逆の一面が見えてきます。つまり、社会に適応できない子どもたちを積極的に病気扱いし、排除してきた姿です。

日本において児童精神科医が脚光を浴びるようになったのは、ほんのここ20年くらいの話です。それまでは、児童精神医学は精神医学の中でもマイナーな分野に過ぎませんでした。医療機関にとっても、採算という観点からは好まれない部門でした。ところが、教育分野に働きかけることで発達障害の概念を浸透させ、政治家を取り込んで発達障害者支援法を成立（２００４年）させたことで、児童精神科医は一気に存在感を増すことに成功しました。

発達障害の診断・治療に欠かせない存在となった児童精神科医たちには、法の狭間《はざま》で支援を受けられず苦しんできた子どもたちを助ける救世主であるかのようなイメージが作り出されてきました。個別に見たら、本当に子どもたちに真剣に向き合い、助けている立派な児童精神科医も存在するでしょう。では、児童精神医学全体も、子どもたちを差別し、排除してきた時代から劇的な変化を遂げ、今や名実共に子どもの味方になったのでしょうか。

もしも本質が変わったというのなら、過去を検証・反省し、当時の手法と決別するという過程が踏まれているはずですが、そのような劇的な変化はうかがえません。結局本質は変わっていないのではないかと思われる現象があちこちで見られます。現在においても、社会の理不尽に抗う子どもたちを守るのではなく、「障害」「特性」という言葉で本人を貶め、加害者側の正当化や隠蔽に加担する児童精神科医の存在が見えてきます。

この章では、世間に広がる児童精神科医の作られたイメージを覆すような、知られざる暗黒面に焦点を当てていきます。

歴史的背景

昔から精神病院のような収容施設は世界各地に存在していましたが、学問体系としての精神医学が登場したのは1850年頃とされています。その中でも、近代精神医学の基礎を作り上げたのは、ドイツのエミール・クレペリンでした。近代精神医学の父と呼ばれるクレペリンやその関係者に直接学び、日本に持ち込んだのが東京帝国大学精神医学教室の歴代教授たちでした。そのようにして、日本はドイツ精神医学を源流として、東京帝国大学を経て全国に広がりました。[*1]

一方、児童精神医学の始まりについては諸説あるようですが、1887年に児童精神医学についての教科書を刊行した、ドイツのヘルマン・エミングハウスが開祖あるいは先駆者として知られています。エミングハウスはエストニアのドルパート大学精神医学の初代教授を務め（1880〜1886）、その席をクレペリンに譲った後、フライブルク大学の精神医学教授となりました。[*2]

このように、ドイツが中心となって精神医学の研究が全世界に広がってきた華々しい歴史があります。しかし、同時にドイツ精神医学は暗黒の歴史をもたらします。遺伝的価値の高い者を増やし、低い者を減らすことで社会を改善しようとする優生学が広がる中、その価値観を国家政策として具体化していく民族衛生学を発展させてきたのは、クレペリンの後継者となる精神科医たちでした。

ナチスが政権の座に就いたのは1933年のことです。同年には、劣った遺伝子とみなされた障害者らに対する強制的な断種を可能とした断種法が成立しました。これは、ナチスあるいはヒトラーが独自にもたらした新しい考えや価値観ではありませんでした。ナチス政権が誕生する以前から、その土壌は形成されていました。

戦後、ドイツの精神科医たちはあたかもナチスの被害者であるかのように装っていました。ナチス政権によって精神医学が歪められたような印象を与えていました。ところが、戦後長らく経ってからの検証によって、全く違う実態が浮かびあがってきました。精神科医が積極的にヒトラーの野望の実現に手を貸していただけではなく、むしろ精神科医がヒトラーやナチス政権を利用して野望を実現させていたという構図が明らかにされました。[*1・3]

悪名高き障害者抹殺計画（通称T４作戦）に深く関わりがあったのは、精神医学会の幹部たちでした。精神科医たちは、精神障害者らを生きる価値が無い者とみなし、生かすよりも殺してあげる方が本人のためだという理屈で抹殺を正当化しました。

日本の精神医学も当然、その「本家」から影響を受けました。１９３８年には日本学術振興会に第26（優生遺伝）小委員会が作られ[*4]、厚生省予防局優生課内で民族衛生協議会が開かれた上で[*5]民族衛生研究会が立ち上がりましたが[*6]、その中心に名を連ねていたのは、ドイツで学んできた東京帝国大学の精神科医たちでした。そして、１９４０年にはナチス断種法をモデルとした国民優生法が成立しました。

当時の日本においては、断種の対象をどんどん拡大しようと暴走気味だった民族衛生学の多数派と比較すると、精神科医は断種について慎重だったと擁護する声もあります[*7]。しかし、彼らは断種や優生政策そのものに反対したわけではありませんでした。それどころか、慎重派、反対派とされていた精神科医が、戦後になると逆に断種（優生手術）を積極的に促進している文書が残っています[*8]。そして、断種よりも効果的な優生政策の手段として、精神病院への隔離収容を強烈に促進しました[*9]。その結果、日本は他に類を見ない世界最大の精神病院大国になり、今に至ります。

話をナチス政権下のドイツに戻します。当時、精神医学はますます意気盛んとなっていました。それは児童精神医学という分野においても同じでした。統一された均質な民族共同体を作るというナチスドイツにとって、児童精神医学の果たす役割は重要でした。なぜならば、民族共同体にとって価値のある子ども、無い子どもを選別する役目を担っていたのは児童精神科医だったからです。見込みのある子は治療や矯正の対象となりましたが、見込みの無い子は排除、抹殺されました。

1940年9月にはドイツ児童精神医学・治療教育協会の第一回会議がウィーンで開催されましたが、会長のポール・シュレーダーによる最初の講演の言葉は、ナチスの児童精神医学の姿勢や価値観をはっきりと表していました。「児童精神医学は、精神病質者の世話をするためのものではない。本格的な病気なら医師がつくが、そんな例はごくわずかだ。私たちはもっと大きな目標を見据えている。規範から外れた手に負えない子どもを把握・識別し、適切に評価・指導し、明確な目的を持って教育し、社会に溶け込ませるという目標である。」「(子どもの問題の改善は)価値ある子ども、教育できる子どもを専門家が絶えず選別するとともに、価値がない、教育できないと思われる子どもを厳密かつ慎重に排除していくことで達成される[*10]」

この、矯正と排除こそが当時の児童精神医学の真髄でした。一見すると、そのままでは生きていけなかった子どもたちを社会に溶け込ませる慈悲深さがあるように思えます。実際のところ、以前であれば見捨てられたような子どもたちに対しても熱心に治療や教育が施された一面もあります。しかし、それはあくまでも見込みがあるとみなされた子どもたちのみであり、決して個性や多様性が認められたわけではなく、特定の価値観に沿うように思考や行動を無理やり矯正されたというのが実情です。見込みが無い子どもたちは容赦なく切り捨てられ、「安楽死」へと追いやられました。実際には安楽死と呼べるような手法ではなく、苦しんだ末に殺害されました。

ナチスと言えば、ユダヤ人に対するホロコーストがすぐに連想されるでしょう。しかし、大量虐殺されたのはユダヤ人のみではありませんでした。ホロコーストの土台を作ったのは、障害者を抹殺したT４作戦でした。そしてさらにその起源となっていたのは児童安楽死プログラムでした。

◤アスペルガーの真実◢

児童精神医学を語る上で欠かせない重要な人物がいます。それは、オーストリアの児童精神科医であるハンス・アスペルガー（１９０６～１９８０）です。皆様も一度は「アスペルガー」ないしは「アスペ」という言葉を聞いたことがあるかと思います。精神医療や発達障害について全く縁も知識も無い人であったとしても、空気が読めない人のことを「アスペ」と誰かが侮蔑的に呼んでいる姿を目にしたことがあるのではないでしょうか。

このアスペという蔑称の元になっているのは、アスペルガー症候群あるいはアスペルガー障害と呼ばれる診断名になります。現在では自閉症スペクトラム（連続体）という括りの中で扱われる障害であり、対人関係の障害やパターン化した興味や活動という自閉症の特徴を有しながらも、知的障害や言語障害を伴わないものを指します。一般的なイメージだと、想像力や共感性に欠け、空気を読まず、皮肉や比喩表現が通じず、一方的に話し続けるなどコミュニケーションに問題があり、こだわりが強く、特定の分野の興味が尋常でないような人がそれに該当するでしょう（※あくまでも「イメージ」でありそのような人が全員診断されるという意味ではない）。

アスペルガーが１９４４年に発表した論文が、時代を超えて１９８０年代に脚光を浴びることになり、それをきっかけとして自閉症の定義が広がりました。それまで自閉症とは「コミュニケーションの障害」「対人関係・社会性の障害」「パターン化した行動、こだわり」に加え、「言葉の発達の遅れ」が見られ、しばしば知的障害を伴うものを指していました。アスペルガーが特定した状態は、従来の自閉症と別個に扱われましたが、後に共通する上位概念の中の連続体として扱われるようになりました。このように、現在の自閉症概念を形成する上でアスペルガーは重要な役割を果たしたとされています。

精神科領域の分類及びおよび診断には、二つの国際的な基準があります。一つがアメリカ精神医学会によるＤＳＭ（Diagnostic and Statistical Manual of Mental Disorders：精神障害の診断統計マニュアル）であり、もう一つがＷＨＯ（世界保健機関）によるＩＣＤ（International

Statistical Classification of Diseases and Related Health Problems：国際疾病《しっぺい》分類）の「精神および行動の障害」の項目です。ＤＳＭは現在第５版（ＤＳＭ‐５、２０１３年発表）でＩＣＤは現在第11版（ＩＣＤ‐11、２０１８年発表）です。

このＤＳＭの第４版において「アスペルガー障害」、ＩＣＤの第10版において「アスペルガー症候群」という分類がありましたが、ＤＳＭではアスペルガー障害が新たに「自閉症スペクトラム障害」という分類に、ＩＣＤではアスペルガー症候群が「自閉スペクトラム症」という分類に吸収合併されてしまいました。基本的にＩＣＤを採用している日本では、まだ第11版が完全に反映されるようになるには時間がかかりますが、これで「アスペルガー」の名前は分類から消えることになります。

ＤＳＭが改訂された際、アスペルガーという偉大な児童精神科医の名が消えることを惜しむ声も多くありました。しかし、２０１８年にそんな声も吹き飛ぶような衝撃が精神医療業界に広がりました。それまでのアスペルガーのイメージを完全に覆《くつがえ》す事実が広く世に知られるようになったからです。

そのきっかけとなったのは１冊の本でした。日本でも『アスペルガー医師とナチス　発達障害の一つの起源』（エディス・シェファー著、光文社、２０１９年）という邦題で出版されたこの本は、ナチスに屈することなく子どもを守り続けたという、まるで人道主義者であるかのようなイメージで語られてきたアスペルガーの裏の顔を徹底的に暴きました。この本を読むことを皆様にもお勧めします。単にアスペルガーがどういう人物だったのかというだけではなく、どのような背景で児童精神医学が発展し、発達障害の一つである自閉症スペクトラムの概念の基礎が形成されていったのかがよくわかるからです。それは、児童精神医学の闇そのものを容赦なく暴いています。

ナチスの児童精神医学は矯正と排除の二面性を持って発展しましたが、アスペルガーもまた、それを体現していました。アスペルガー自身はナチス党員ではありませんでしたが、その思想に共感し、複数の関連組織に参加していただけでなく、ナチスの児童安楽死プログラムに積極的に協力していたことが様々な資料から明らかにされました。ウィーンの精神病院内にあったシュピーゲルグルント児童養護施設は、ナチスドイツ（オーストリアを併合したドイツ第三帝国）にあった全37の児童安楽死施設の一つでしたが、アスペルガーはそこに子どもを送り込んだりもしていました。

アスペルガーを含む児童精神科医たちは、子どもたちに対する生殺与奪の権を握っていたことになります。その判断基準となったのは、民族共同体への適性があるかないかでした。それは決して客観的で厳密なものではありませんでした。判定者によっても時代によっても基準や解釈が変わるという、非常にあいまいで不安定なものを拠り所として、子どもたちの命が決定付けられました。

共同体への適性があるとみなされた子どもにとっては、保護されたという一面があります。

手厚い治療や教育を受けられるきっかけにもなっています。ただし、それはあくまでも民族共同体の歯車になることを引き換えに命を奪われなかったということに過ぎません。矯正と排除は結果だけ見ると全く別の顔に見えますが、本質は同じです。このような価値観の中で、自閉症概念の基礎が形成されたことを知っておくべきでしょう。

確かに、我々が今生きている時代と、ナチスの価値観が浸透したアスペルガーの時代は異なります。たとえアスペルガーがどんな人物であろうと、彼の発表によって自閉症の概念が拡張され、多様性の認められる社会の形成に役立ったわけだから、今さら現代の価値観で彼を貶める必要などない、といった声もあります。しかし、私はアスペルガーやその時代背景を見直すことで、現在の発達障害者支援の在り方を再考することは非常に重要であると考えます。なぜならば、現在日本で起きている「発達障害バブル」は、まさにアスペルガー時代の児童精神医学に回帰している側面が強いからです。

障害者権利条約が締結された今、ナチス児童精神医学の「矯正」と「排除」はその理念と反するものです。無理やり社会に合わせるよう矯正したり、社会から排除したりするのではなく、合理的配慮によって社会参加できるようにするのがあるべき姿の支援です。ところが、日本の発達障害者支援は、支援のように見せかけた矯正と排除の影がちらついています。

支援のために早期発見、早期診断することが求められていますが、それがあるべき支援につながるとは限らないのが現実です。診断を下すことで一生治らない脳の障害という誤ったイメージのスティグマ（※109ページ以下参照）を植え付け、嫌がる子どもに薬を飲ませて無理やり学校生活になじませたり、障害児として他の子どもたちと分離された場に追いやったりしている実態もあり、それを支援とみなす人々がいます。

アスペルガーの時代も現在も変わらないものがあります。それは、児童精神科医による判定能力も、判定の根拠となる基準もいまだ不確かなままであるという事実です。現在の児童精神科医には、さすがに死の宣告をして命を奪うまでの権限はありません。しかし、その診断が子どもの人生を狂わせたり、その治療が命を奪ったりし得る影響力は持ち続けています。

自閉症児にＬＳＤ？

アスペルガーが自閉症の概念形成に大きく寄与したと言われていますが、実際のところ彼が有名になったのは死後かなり経ってからです。イギリスの精神科医であるローナ・ウィングが1981年に発表した論文[*1]の中でアスペルガーの業績を取り上げたことで、彼女が提唱した「アスペルガー症候群」という用語と共に世界中に知られるようになりました。

自閉症の概念を世界に広げるきっかけを作ったのは、オーストリア系アメリカ人であるレオ・カナーです。彼は、アメリカ児童精神医学の父と呼ばれ、アメリカで最初に児童精神科医を名乗ったとされています。カナーとアスペルガーの両者には直接の交流はなかったのですが、両者がほぼ同じ時期（１９４３年と44年）に発表した論文[*2・3]が、現在の自閉症の概念形成の基礎となりました。

当然、１９５０年代、60年代の日本の精神医学界隈には、アスペルガーの名は知られていませんでした。自閉症とは、いわゆるカナー型もの（しばしば知的障害を伴うタイプ）を指しました。日本の児童精神科医にとって、自閉症は重要な主題の一つでした。児童精神科医たちは、自閉症の治療法を探そうと様々な研究をしました。

研究とはいえ、研究倫理が十分に確立されていない時代であるため、今ではあり得ないような人体実験まがいのことがされてきました。ちなみに、研究倫理が確立されるきっかけを

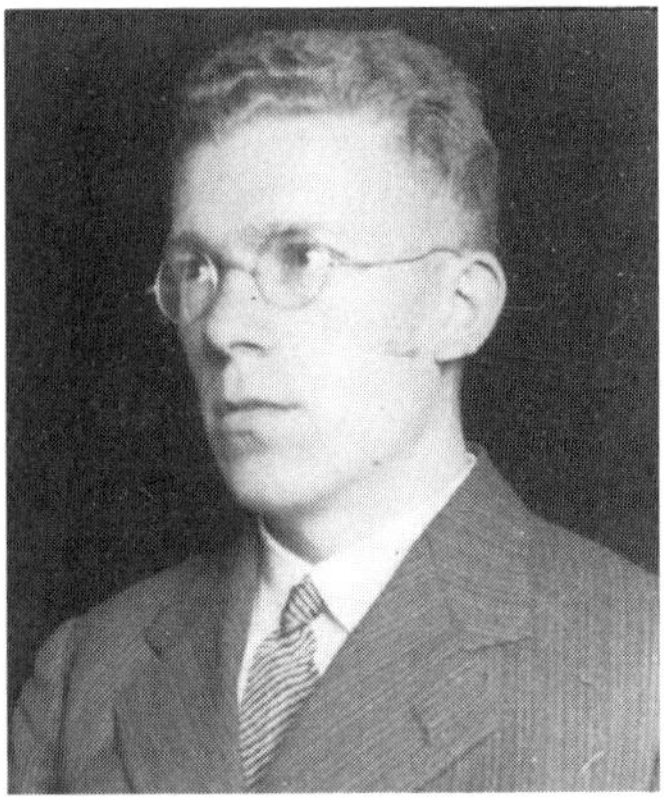

ハンス・アスペルガー
(Hans Asperger, 1906-80)

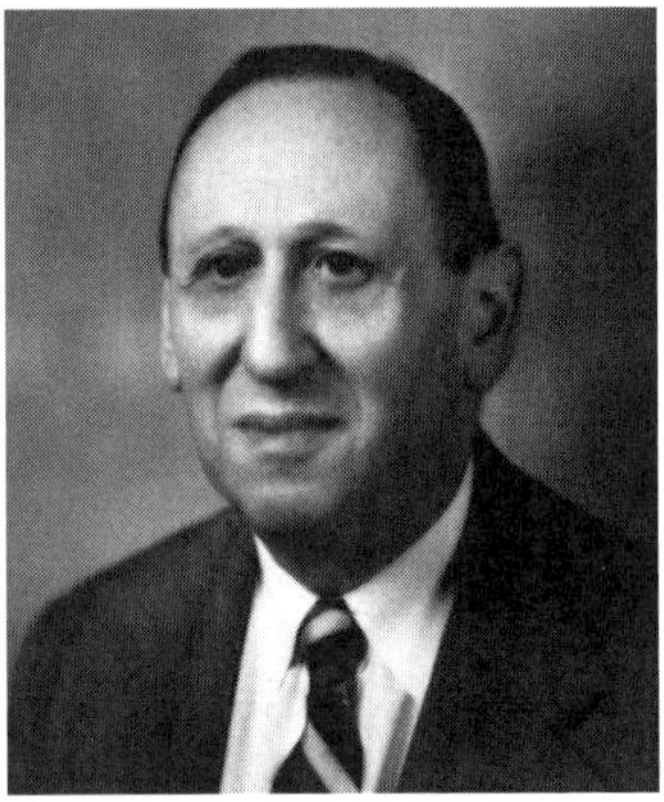

レオ・カナー
(Leo Kanner, 1894-1981)

作ったのは、ナチス時代の非倫理的な人体実験や安楽死に対する戦後の医療裁判でした。その判決で許容されうる医学実験の基準（ニュルンベルク綱領）が示された後、世界医師会によって人体実験に関する一連の倫理的原則（ヘルシンキ宣言）が採択されたのですが、それは１９６４年のことです。[*4]

日本では、自閉症児に対し、安全性の確かめられていない薬が人体実験のように投与されてきました。たとえば、１９６３年11月に開催された、第４回日本児童精神医学会総会において、「自閉症におよぼすＬＳＤの効果について」と題する研究が発表されています。[*5] ＬＳＤとは、非常に強力な幻覚剤として知られるあのＬＳＤのことです。日本では１９７０年に麻薬指定され、いわゆる違法薬物になるのですが、１９６０年代の精神医療業界では、治療薬あるいは実験薬（人為的に精神病を発現させる薬）として使われていました。

その後も、様々な薬が自閉症児に実験的に投与されてきました。第50回日本児童青年精神医学会総会（２００９年９月30日〜10月２日）の大会長を務めた門眞一郎医師（京都市児童福祉センター：当時）が、「自閉症の薬物療法　—その変遷と問題点—」と題する会長講演を行い、その歴史を取り上げています。[*6] その講演からの引用です。

我が国の自閉症治療薬の歴史

ここでは、主に１９７８年から１９９４年までの間に登場した自閉症治療薬を取り上げます。しかも自閉症の随伴症状あるいは二次症状に対する対症療法薬ではなく，自閉症の基本症状に効果があると期待されたり，主張されたりした以下の薬物の登場と退場を振り返ってみます。

1978年　ペントキシフィリン（商品名トレンタール）
1980年　ホパンテン酸カルシウム（商品名ホパテ）
1981年　ピモザイド（商品名オーラップ）
1984年　5HTP、L-DOPA
1989年　テトラハイドロバイオプテリン
1994年　テトラハイドロバイオプテリン再登場

この中で実際に自閉症に対して承認されているのはピモザイド（ピモジド）です。1974年に統合失調症（当時は精神分裂病）の薬として承認された後、1982年に小児の自閉性障害、精神遅滞に伴う「動き、情動、意欲、対人関係等にみられる異常行動」「睡眠、食事、排泄、言語等にみられる病的症状」「常同症等がみられる精神症状」に対する効能が追加承認されました。しかし、門医師は添付文書に記載されている臨床成績のデータに対し、「データが操作され結果が歪曲された可能性があります」と疑問を呈しています。

それ以外の薬については、期待を抱かせながらも、有効性や安全性等の問題で結局使われなくなった経緯が説明されてあります。興味深いのは、有効性を主張する研究では「著しく奏効した患者は多数存在している」「副作用はないといえる」「副作用も少なく、安全な薬物療法であると考えられる」などと当初述べられていたことです。

そのような、有効性を誇張したり副作用を過小評価したりする発表があれば、一縷《いちる》の望みをかけてそれを頼ろうとする人々が出てくるのは当然と言えるでしょう。今まで我が子の自閉症を何とかしたいと願いながらも、どんな治療も薬も効果を示さず、絶望の淵に立たされていた人々にとっては希望の光に見えたはずです。しかし結局それも裏切られたことになります。

門医師は、同講演で「以上のようにいくつもの薬が登場し、そしていつの間にか退場していきました。そのことについて研究者や製薬会社はどう考えているのでしょうか。売れなくなったら、ただそれだけのことなのでしょうか。それを患者に処方し買わせた張本人（医師）には責任はないのでしょうか。」と問いかけています。

◤学校に行かないことは病気なのか？◣

自閉症の他に、日本の児童精神医学が初期の頃から関心を持っていた主題があります。それが不登校（登校拒否、学校恐怖症）です。

子どもたちが学校に行かない、行けないことを病的な現象として捉え、治療対象としてきたのが精神医療業界です。今でこそ「不登校は病気ではない」という認識が広がり、学校に行かない子どもを頭ごなしに「異常」とみなす人々ばかりではなくなってきたものの、最近は不登校の背景に発達障害があるという主張も広がり、不登校＝本人の精神医学的問題と捉える考えは根強く残っています。

歴史を紐解くと、不登校問題に関する研究はアメリカの精神医学に端を発することがわかります。かつて、理由もなく学校を欠席する生徒は全て怠けと考えられ、「怠学」（ずる休み）は教育者等にとって悩みの種でした。1932年、アメリカのブロードウィンは、「怠学」として問題扱いされている子どもの中に、神経症的症状のある一群が存在すると発表しました[*1]。その後、米国の児童精神科医ジョンソンらが、「一般的な非行タイプの怠学とは明確に区別される根の深い精神神経症性障害」を「学校恐怖症」（school phobia）と名付ける論文を1941年に発表しました[*2]。この論文を契機に、欧米では多くの精神科医や心理士が研究や治療の対象としてこの問題に対する解決を試みました。

一方、日本では戦中、戦後の混乱を経て1960年頃から研究が始まりました。日本の児童精神科医の草分けの一人とされる鷲見たえ子（結婚後は中沢姓）医師は、名古屋大学医学部精神医学教室で児童精神医学を専攻し、国府台《こうのだい》病院勤務を経て、1955年から3年間米国ボストンに留学した後、国立精神衛生研究所に勤務しました。彼女はschool phobiaを学校恐怖症と翻訳し、その言葉と概念を日本に広げるきっかけとなった論文「学校恐怖症の研究」を1960年に発表しました。[*3] ただし、彼女がschool phobiaについて知見を得たのは米国留学中ではなく、帰国後にそのような症例に出会い、米国の文献を探して見つけたと2017年のインタビューに答えています。[*4] また、同論文中には「登校拒否」という用語も使われており、登校拒否という用語を使い始めた一人であることを本人は認めています。

当時は、まさに日本の児童精神医学の曙と呼ばれる時期でした。1960年に雑誌『児童精神医学とその近接領域』が創刊されたのを機に「日本児童精神医学会」が設立されました（※同学会は1982年に名称を「日本児童青年精神医学会」と変更し、日本の児童精神医学業界を牽引する存在として現在に至る）。学校恐怖症や登校拒否はその当初から一つの重要な研究課題となりました。1961年に開かれた第2回日本児童精神医学会総会には7つの関連演題が集まって、活発な討論が行われたとされています。[*5]

登校拒否に関する1960年代の研究は、本人や家庭（特に母子関係）に原因があるとみなす論調が主でした。その対応策についても、学校や教師のあり方、社会のあり方について述べるものではなく、本人や家族への対応（カウンセリング、指導、治療など）を唱えるものがほとんどでした。本人に対する治療の一つとして、精神病院への収容治療も挙げられていました。[*5]

1970年代は急速にこの問題への関心が薄れ、関連する文献数も極端に減少しました。

1980年代に再び関心が高まり、本人や家庭のみではなく、学校や教育、社会に原因や対応を求める論調も増えてきました。[*5] 一方で、学校に行かない子どもたちが精神病院に強制的に入院させられ、劣悪な環境で薬漬けにされるというひどい人権侵害が人知れず広がっていました。[*6] そんな中、歴史に残る重大な「事件」が起きました。それは1988年9月16日のことでした。

同日の朝日新聞夕刊の総合一面のトップに「30代まで尾ひく登校拒否症　早期完治しないと無気力症に」という見出しの記事が掲載されました。[*7]「登校拒否はきちんと治療しておかないと、二十代、三十代まで無気力症として尾を引く心配の強いことが、約五千人の治療に当たってきた稲村博筑波大学助教授（社会病理学）らの研究グループによってわかった」というセンセーショナルな内容でした。それは当事者や家族の不安を強く煽りました。子どもを急いで強制的に入院させたり、絶望して自殺したりする人々が現れるなど動揺が広がりました。

この記事内容からもわかるとおり、稲村氏は登校拒否を「一種の病気」として治療の対象と捉えていました。書籍等で「入院させれば登校拒否は三ヶ月で治る」とも主張していました。その主張はともかく、立場は決して「異端」ではありませんでした。なぜならば、1983年に文部省が作成した、生徒指導資料第18集、生徒指導研究資料第12集「生徒の健全育成をめぐる諸問題：登校拒否問題を中心に」[*8]の中で、「本書の作成に関する協力者」に名を連ねる、専門家中の専門家でもあったからです。

この文部省の発行物には、心理学、精神医学的な視点から書かれた記述が多く見られました。教育という視点よりも、心理学、精神医学に偏重した内容という印象を受けます。象徴的なのは、「登校拒否の問題への具体的な対応」の章の中にある、「登校拒否の態様に即した指導の在り方」の解説です。そこでは、登校拒否の態様を6つの型（※）に分け、それぞれの指導の形態と方法についてまとめてあるのですが、その分類の並び順やスペース配分から、いかに登校拒否を心理学的・精神医学的問題として捉えているのかがわかります。カウンセリングや治療によって本人を「変容」させることに主眼を置く内容でした。

※
（1）不安を中心にした情緒的な混乱によって登校しない、神経症的な登校拒否の型
（2）精神障害による拒否で、精神的な疾患の初期の症状と見られる登校拒否の型
（3）怠学すなわちいわゆるずる休みによる拒否で、非行に結び付きやすい登校拒否の型
（4）身体の発育や学力の遅滞などから劣等感を持ち、集団不適応に陥り、登校を拒否する型
（5）転校や入学時の不適応、いやがらせをする生徒の存在などの客観的理由から登校

を拒否する型

（6）学校生活の意義が認められないというような独自の考え方から、進路を変更する又は変更したいために登校を拒否する型

また、「学校と関係機関との協力における配慮」というセクションで、「学校から関係機関への登校拒否の生徒の指導や治療の依頼が適切に行われるためには、その関係機関において、どのような形や方法で指導や治療が行われているのかについての理解が必要である」として、8ページに渡って具体的な治療法について説明しているのですが、その中に「収容治療」が含まれているのは特筆すべきでしょう。該当する箇所を引用します。

収容治療

この形態は文字通り、登校拒否の生徒本人を病院や児童相談所の一時保護施設などにある期間収容し、指導や治療を行うものである。本人を取り巻く環境を調整する必要がある場合、本人が通所や来談を拒否する場合、治療や相談の機関までの距離が遠いなどの条件によって来談が不可能な場合、医学的な立場からの加療や監督が必要とされる場合などにとられる方法である。

他の指導や治療の形態と異なる長所として次のような点が考えられる。

（ア）登校拒否の生徒本人を家族から一定期間離すことによって、本人が家庭の中で感じている様々な葛藤や心理的圧力を和らげることができる。
（イ）本人及び家族ともに、それぞれが問題を冷静に考え直す機会を持つことができる。
（ウ）本人は集団生活にも慣れることができるとともに、自立性や社会性を養う機会を持つことができる。

これは、非常に「稲村色」が強いと言えるでしょう。というのは、収容治療こそ、稲村医師の得意とする治療だったからです。しかし、やはりここでも権威の「裏の顔」がありました。稲村医師が子どもたちを収容治療していた精神病院は、とても（ア）～（ウ）の長所を享受できるような環境ではなかったのです。

権威の正体

稲村医師がなぜ文部省の重要な発行物の中身を任される協力者として選考されたのか、その経緯についてはわかりません。ただ、当時の文部省にとって都合の良い専門家であったことは間違いないでしょう。このように国のお墨付きを得て登校拒否の専門家としての地位を確固たるものにした稲村医師でしたが、ほどなくして、自身が管理していた精神病棟の不適切な実態をマスコミに暴かれてしまいました。その結果、彼は思いどおりに実践することができなくなりました。

しかし、それでも稲村医師は主張を曲げませんでした。自分の説や実践が正しかったことを大々的に主張する機会を虎視眈々とうかがっていたのでしょう。それが、1988年9月16日の朝日新聞事件となって現れました。稲村医師にとっては、渾身の一撃だったに違いありません。しかし、それは虎の一撃ではなく雉の鳴き声となってしまいました。登校拒否を病気や異常と捉えずに受け止め、学校に行けない子どもたちの居場所を作ろうと努力をしてきた親や市民団体、それらを支える専門職らの逆鱗に触れてしまいました。緊急の抗議集会が開かれた挙句、稲村医師も所属していた日本児童青年精神医学会によって調査されることになりました。稲村医師の活動や研究が検証された結果、子どもの人権を無視した治療実態や、用語もデータもデタラメであったずさんな研究内容が明らかになりました。

もっとも、登校拒否を病気と捉えたり、乱暴な強制入院や薬漬けで子どもたちを追い詰めたりしていたのは、稲村医師だけではありませんでした。しかし、ある意味稲村医師のおかげで、危機感を持った市民が結束を高め、社会問題として光が当てられることになりました。

当時の抗議活動の中心的存在だったのは、親の会として知られる「登校拒否を考える会」や、フリースクール「東京シューレ」を立ち上げた奥地圭子氏でした。親の会は全国のネットワークへと発展し、文部省もマスコミもその親たちの声は無視できなくなりました。[*1]文部省は1992年には「登校拒否はどの児童生徒にも起こりうる」と見解を改めた発行物を出し[*2]、マスコミも登校拒否を病的現象として捉えた論調から変化していきました。登校拒否という言葉は次第に使われなくなり、不登校という用語が一般的になりました。[*1]

　稲村医師は1996年に亡くなりましたが、不登校問題に関わる人々にとって、今なおトラウマ、伝説、象徴として強い存在感を放っています。不登校という主題を専門に取り扱う専門紙『不登校新聞』でも、度々稲村医師や件《くだん》の朝日新聞記事が取り上げられています。同紙を発行する全国不登校新聞社では、不登校問題に関わってきた関係者の生の声を聞くプロジェクトを立ち上げ、その記事をインターネット上でも公開しているのですが、稲村研究室に在籍していた斎藤環医師や、学会による調査に関わった高岡健医師が、インタビュー（聞き手：全国不登校新聞社の山下耕平氏）に答えた内容から、稲村医師に関する箇所を抜粋します。[*3・4]

……………………………

山下　稲村研究室には学部生から入っていたんですか。

斎藤　いえ、院からです。院に入ったのは1986年で、ここは大事なところなのですが、稲村研究室は85年まで不登校の入院治療をやっていて、私は、ギリギリそれに関わらずに済んだんです。1985年に堂本暁子さんがTBSの報道特集で「格子のなかの悲鳴」という番組を流して、稲村さんの入院治療はマスコミに叩かれて、院長がくだんの「思春期病棟」を閉鎖したんです。

山下 その入院治療をしていた病院というのは、浦和神経サナトリウムですよね。

斎藤 そうです。稲村さんは、無理やり一般病棟の一部を「思春期病棟」ということにして、非常に劣悪な環境で、たくさんの不登校の子どもたちを閉鎖病棟で収容治療していました。当然ですが、子どもたちはイヤがって、「こんなところにはいたくない」と再登校を始める。それをもって「入院治療は有効だ」と言っていたわけです。非常に情けないとしか言いようのないことをやっていたわけです。

当時、この治療に荷担させられた山登敬之さん（精神科医）は、「自分は本来、子どもの側に立つ人間なのに、何も知らない新人時代にこんな治療に関わらせられた」と、稲村さんのことをとても恨んでいて、稲村さんが亡くなるまで許していませんでしたね。病棟から逃げた子どもを迎えに行かされたり、力ずくでつれてこさせるようなことも、やらされていたそうです。

…………………

山下 1988年に、稲村博さんの「登校拒否症は早期に治療しないと30代まで尾を引く」という見解が朝日新聞夕刊（9月16日）1面トップに出て、大きな問題となりましたね。高岡さんは、この問題に深く関わっておられたので、当時のことをおうかがいしたいと思います。児童青年精神医学会では、どういう経緯があったのでしょう。

高岡　新聞記事が出た翌年の89年、渡辺位さんら5名の学会員が稲村さんの活動を検証するよう学会に要望書を提出されました。それを学会理事会が子どもの人権に関する委員会に付託して、調査することになったんです。それで、人権委員会委員長の川端利彦さんと私が調査を担当することになったんです。くわえて、山登敬之さんに臨時委員に入ってもらいました。山登さんは稲村さんのもとで働いていたんですね。

学会で行なう調査ですから、ちゃんと学術的に調査しないといけませんので、まずは治療概念について調べました。そうすると、稲村さんの使っていた「登校拒否症」「無気力症」という概念の使い方はいいかげんで、先行文献を検証することもなく思いつきで使っていたことがわかりました。それから根拠としていた統計調査もいいかげんでした。意図的なのかどうかわかりませんが、省いている数字があったり、まちがえて引用したり、恣意的な数字の操作がありました。それと、治療法の問題ですね。稲村さんは法律を守っていませんでした。また、無断で病院から逃げた人をガードマン会社を使ってつれもどしていました。ですから、概念、統計調査、治療法のどれをとってもダメだろうという結論を出した次第です。

（中略）

山下　法律を守ってなかったというのは？

高岡　稲村さんは、当時で言うところの同意入院（現在の医療保護入院）をさせていたんですね。これは本人ではなく家族の同意で強制入院させる手続きのことですが、その要件は「精神障害者であって医療および保護を必要とする場合」です。しかし、稲村さんは「欠席日数のリミット」が近づいているという理由で強制入院をさせていました

山下　なるほど。くわえて、ガードマンの問題などがあったということですね。ほかに人権侵害にあたる行為はあったんでしょうか。

高岡　入院して2週間は一律に通信面会が禁止されていました。それと、入院させていた病棟は、稲村さんは思春期病棟だと言っていたんですが、実際は民間病院のふつうの精神科病棟で、保護室も一般病棟と変わらない部屋だったんですね。そのためなのか、保護室に入れられる人の多くがベッドに拘束されていました。

　また、女性患者が着替えをしているときに、たまたま男性看護師が入ってしまったことをきっかけに集団暴動が起きたことがありました。その人たちはまとめて強制退院させられてましたが、それも問題があったと言えるでしょう。

山下　投薬治療での問題はあったんでしょうか。

高岡　水薬を食べ物に混ぜて飲ませていました。「やむをえない場合だけ」と言っていましたが。

その分野で「権威」と言われた人が、自分の正しさに固執するあまり、子どもたちの人権を無視した、ずさんな治療、研究を行っていたという実態がここから読み取れます。自分たちのやっていることを正しいと確信し、子どもの命や尊厳を奪うことに疑いを持たなかったナチス時代の児童精神科医と本質的に変わらない姿がそこにあります。

教育分野にアプローチする児童精神医学

児童精神医学、児童精神科医が日本で存在感を持つきっかけとなったのは、特殊教育から特別支援教育への転換です。障害を抱える児童生徒に配慮し、教育の機会を与えてきた従来の特殊教育ではカバーできない問題が出てきたのです。その際、「ＬＤ（学習障害）」「ＡＤＨＤ（注意欠陥多動性障害）」「高機能自閉症」、すなわち発達障害に注目したアプローチがなされることになりました。

文部科学省に召集された特定の児童精神科医が中心となり、問題あるチェックリスト（82ページ以下参照）が作成され、それに基づいた問題ある調査[*1]が行われ、その結果が問題ある形で発表されました。[*2]日本の未来を決定的に変えてしまうことになるその発表がなされたのは２００２年10月25日のことでした。普通学級に在籍する児童生徒の６％があたかも発達障害に罹患しているかのようにしか受け取れない内容であったため、センセーショナルに報道され数字が独り歩きしました。

医師ですらない担任教師が75項目のチェックリストに基づいて児童生徒を一方的に評価しただけなのですが、その結果を中枢神経系の機能不全と結びつける科学的根拠などありません。「初めて出てきた語や、普段あまり使わない語などを読み間違える」など、意味不明な質問項目がいくつもあります。「事物の因果関係を理解することが難しい」「早合点や、飛躍した考えをする」という質問項目もありますが、それはまさに調査や報告に関わった人々にこそ当てはまることです。これが日本における発達障害バブルの引き金となりました。拙著『発達障害バブルの真相』及び『発達障害のウソ』で、このあたりの詳細を述べています。

興味深いのは、児童精神科医たちが本来の医療福祉分野に働きかけるよりも、教育分野に働きかけることで存在感と需要を作り上げることに成功したということです。登校拒否問題では、文部省の協力者であった稲村医師の暴走により、存在感を増すどころか反感を買う結果となりましたが、こちらの方は完全にはまりました。

当時、私が恐れていたのは、このような動きが先行していたアメリカの前車の轍《てつ》を踏むことでした。アメリカでは、子どもたちが主に学校を通して精神科につながれていました。欧州と比較しても極端な割合の子どもたちがＡＤＨＤ等と診断され、投薬されていました。「米で向精神薬投与急増」「『安易な薬漬け』懸念」と題された２００４年6月20日付の日本経済新聞記事では、ＡＤＨＤと診断された児童に向精神薬を投与するケースが急増しているとして、「全米でこの症状を持つ児童の八割、約八百万人が常用するとされる」と報道されていました。[*3] 当時、この記事を読んで数字に衝撃を受けたのを覚えています。

2002年の発表をきっかけに急速に発達障害に関する世間の関心が高まり、2004年12月に発達障害者支援法が成立したのですが、同時期に私が強く警戒していた別のアプローチがありました。それは「子どものうつ病」に関する動きです。これも文部科学省が絡んでいたのです。

1998年に文部省在外研究員としてロンドン大学精神医学研究所等に留学し、児童青年精神医学を学んだ傳田健三医師は、帰国後北海道大学大学院で子どものうつ病を中心に研究を進めました。同大学院在籍時のホームページの自己紹介文では、「2003年には文部科学省が初めて取り組んだ『子どものうつ病』に関する大規模調査のリーダーをつとめ、わが国で初めて『子どものうつ病』の実態について明らかにした。」と書かれてあります。[*4]

特筆すべきは、ここでも全く同じ現象が見られたことでした。問題あるチェックリストが作成され、それに基づいた問題ある調査が行われ、それが問題ある形で発表されました。

傳田医師の研究「児童・青年期の気分障害に関する臨床的研究」は2003〜2004年度に実施され、合計3100万円の科学研究費が交付されました。[*5] 札幌市、千歳市、岩見沢市の小中学校の協力を得て、2万人に調査票を配布し、3331人から回答を得ました。その結果は「小学生の12〜13人に1人がうつ」「中学生の4〜5人に1人がうつ」などとセンセーショナルに報道されました[*6]。これは、発達障害の有病率が6％であるかのように誤解させたのと同様、あたかもそれがうつ病の有病率であるかのように数字が独り歩きしました。実際には有病率とはほど遠い数値です。なぜならば、調査に使われたのは自己記入式のチェックリストに過ぎなかったからです。抑うつ傾向を示す指標になるかもしれませんが、それ自体がうつ病を判定することなどできません。しかし、この研究成果を使い、傳田医師は「子どもだってうつになる」「見逃されてきた重大な疾患」などと喧伝し[*7]、一躍子どものうつ病の第一人者となりました。

傳田医師は専門家として次々とメディアに登場し、「大人は兆候を見逃すな」などと子どものうつ病の早期発見の重要性を強調し、児童精神科に早期につなげるように促しました。講演も精力的に行い、精神医療関連団体のみならず、裁判所、市役所、ロータリークラブ、高校、宗教団体、農林中央金庫などでも講演し、そのメッセージを広げていきました[*8]。傳田医師は抗うつ薬メーカーであるグラクソ・スミスクライン社やファイザー社の社内研修会で子どものうつ病について講演したり、抗うつ薬デプロメールの発売5周年記念講演会でも講演したりするなど、製薬会社との関係を隠そうともしていませんでした。

私はどちらかというと、子どものうつ病を狙ったキャンペーンの方に危機感を抱いていました。なぜならば、当時ADHDに対して承認されていた薬が一つも無かったのに対し、うつ病に対して承認された薬は複数あり、うつ病キャンペーンの真っ只中だったからです。何でもかんでもうつ病と診断され、安易に抗うつ薬が処方されるという風潮は、既に大人たちに広がっていました。それが子どもにまで広がるのは時間の問題と思われました。

傳田医師は2007年に新たな調査を行い、その結果を発表したことで再び脚光を浴びました。自己記入式の前回調査とは異なり、精神科医が直接面接して診断したとして、「有病率」として数値が発表されました。小4から中1まで合計738人を対象に実施され、全体でうつ病と躁うつ病の有病率が計4・2%、中1に限ると10・7%という数値になりました。[*9]

もしも本当に中1の10・7%もがうつ病あるいは躁うつ病であるとしたら大変なことです。当然、マスコミはセンセーショナルに報道しました。[*10] 子どものうつ病が増えている！早期発見して治療しないと大変だ！と言わんばかりに大騒ぎとなりました。

しかしここにもトリックがあります。これも決して正しい有病率ではありません。この調査は、精神科医のチームが健康診断の日に学校に行き、協力が得られた児童生徒に対し、精神疾患簡易構造化面接法と呼ばれる簡易のマニュアル式チェックを使い、ひっかかった児童生徒に時間をかけて面接して判定したものです。本来の診断は、単にチェックリストに該当するだけではなく、そこからうつ病や躁うつ病と同じような症状を示す別の身体疾患の可能性について調べ、それを除外していくステップが不可欠です。また、対象が子どもであれば、保護者や教員から普段の生活について情報を聞いたり、成育歴を調べたりする必要もあります。特に、躁うつ病はそのような情報無しに初診で簡単に診断できるものでは決してありません。[*11]

さらに付け加えると、調査に協力した子どもたちは学校を休んでいたのではなく、普通に登校して健康診断を受けていたのです。そんな子の10％以上がうつ病や躁うつ病だとする診断に本当に根拠はあるのでしょうか。本来は動けなくなるほどつらい症状に襲われるのがうつ病です。心配なのは、この時に「診断」されてしまった児童生徒です。せっかくボランティアで調査に協力したのに、本当に正しいかわからない（少なくとも正規のプロセスを踏んでいない）診断によっていたずらに不安にさせられ、必要の無い治療につながってしまったのかもしれません。

私が問題だと思うのは、教育現場がこのような調査の実験場となっていることです。もちろん調査に協力したくない児童生徒に無理やり強要するようなことはないでしょうが、児童生徒やその保護者はもちろんのこと、教員や教育委員会が、この種の調査の問題点を事前に理解した上で調査に協力しているようにとても思えません。調査に用いられる自己記入式のチェックリストや、マニュアル式の簡易チェックリスト自体の問題点や、それが誤って使われてしまうことのリスクをどれだけ理解しているのでしょうか。

◆ 問題ある75項目のチェックリスト質問項目

「聞く」「話す」「読む」「書く」「計算する」「推論する」

□聞き間違いがある（「知った」を「行った」と聞き間違える）

□聞きもらしがある

□個別に言われると聞き取れるが、集団場面では難しい

□指示の理解が難しい

□話し合いが難しい（話し合いの流れが理解できず、ついていけない）

□適切な速さで話すことが難しい（たどたどしく話す。とても早口である）

□ことばにつまったりする

□単語を羅列したり、短い文で内容的に乏しい話をする

□思いつくままに話すなど、筋道の通った話をするのが難しい

□内容をわかりやすく伝えることが難しい

□初めて出てきた語や、普段あまり使わない語などを読み間違える

□文中の語句や行を抜かしたり、または繰り返し読んだりする

□音読が遅い

□勝手読みがある（「いきました」を「いました」と読む）

□文章の要点を正しく読みとることが難しい

□読みにくい字を書く（字の形や大きさが整っていない。まっすぐに書けない）

□独特の筆順で書く
□漢字の細かい部分を書き間違える
□句読点が抜けたり、正しく打つことができない
□限られた量の作文や、決まったパターンの文章しか書かない
□学年相応の数の意味や表し方についての理解が難しい（三千四十七を300047や347と書く。分母の大きい方が分数の値として大きいと思っている）
□簡単な計算が暗算でできない
□計算をするのにとても時間がかかる
□答えを得るのにいくつかの手続きを要する問題を解くのが難しい（四則混合の計算。2つの立式を必要とする計算）
□学年相応の文章題を解くのが難しい
□学年相応の量を比較することや、量を表す単位を理解することが難しい（長さやかさの比較。「15㎝は150㎜」ということ）
□学年相応の図形を描くことが難しい（丸やひし形などの図形の模写。見取り図や展開図）
□事物の因果関係を理解することが難しい
□目的に沿って行動を計画し、必要に応じてそれを修正することが難しい

□早合点や、飛躍した考えをする
（0：ない、1：まれにある、2：ときどきある、3：よくある、の4段階で回答）
「不注意」「多動性－衝動性」
□学校での勉強で、細かいところまで注意を払わなかったり、不注意な間違いをしたりする
□手足をそわそわ動かしたり、着席していても、もじもじしたりする
□課題や遊びの活動で注意を集中し続けることが難しい
□授業中や座っているべき時に席を離れてしまう
□面と向かって話しかけられているのに、聞いていないようにみえる
□きちんとしていなければならない時に、過度に走り回ったりよじ登ったりする
□指示に従えず、また仕事を最後までやり遂げない
□遊びや余暇活動に大人しく参加することが難しい
□学習課題や活動を順序立てて行うことが難しい
□じっとしていない。または何かに駆り立てられるように活動する
□集中して努力を続けなければならない課題（学校の勉強や宿題など）を避ける
□過度にしゃべる
□学習課題や活動に必要な物をなくしてしまう

□質問が終わらない内に出し抜けに答えてしまう
□気が散りやすい
□順番を待つのが難しい
□日々の活動で忘れっぽい
□他の人がしていることをさえぎったり、じゃましたりする
（0：ない、もしくはほとんどない、1：ときどきある、2：しばしばある、3：非常にしばしばある、の4段階で回答）

「対人関係やこだわり等」
□大人びている。ませている
□みんなから、「○○博士」「○○教授」と思われている（例：カレンダー博士）
□他の子どもは興味を持たないようなことに興味があり、「自分だけの知識世界」を持っている
□特定の分野の知識を蓄えているが、丸暗記であり、意味をきちんとは理解していない
□含みのある言葉や嫌みを言われても分からず、言葉通りに受けとめてしまうことがある
□会話の仕方が形式的であり、抑揚なく話したり、間合いが取れなかったりするこ

とがある

□言葉を組み合わせて、自分だけにしか分からないような造語を作る

□独特な声で話すことがある

□誰かに何かを伝える目的がなくても、場面に関係なく声を出す（例：唇を鳴らす、咳払い、喉を鳴らす、叫ぶ）

□とても得意なことがある一方で、極端に不得手なものがある

□いろいろな事を話すが、その時の場面や相手の感情や立場を理解しない

□共感性が乏しい

□周りの人が困惑するようなことも、配慮しないで言ってしまう

□独特な目つきをすることがある

□友達と仲良くしたいという気持ちはあるけれど、友達関係をうまく築けない

□友達のそばにはいるが、一人で遊んでいる

□仲の良い友人がいない

□常識が乏しい

□球技やゲームをする時、仲間と協力することに考えが及ばない

□動作やジェスチャーが不器用で、ぎこちないことがある

□意図的でなく、顔や体を動かすことがある

□ある行動や考えに強くこだわることによって、簡単な日常の活動ができなくなることがある
□自分なりの独特な日課や手順があり、変更や変化を嫌がる
□特定の物に執着がある
□他の子どもたちから、いじめられることがある
□独特な表情をしていることがある
□独特な姿勢をしていることがある
（0：いいえ、1：多少、2、はい、の3段階で回答）

◤暴走するチェックリスト◢

ほとんどの人は、どんな病気であっても早期発見・早期受診・早期治療が鉄則だと思い込んでいないでしょうか。手遅れになる前に手を打つことで、治癒する可能性やスピードが上がり、重症化を防ぎ、予後も良くなり、ひいては医療費削減につながるというのが言い分ですが、確かに理にかなっているように思えます。

これは、検査が100%正しく、その上で治療が100%正しいという、現実にはあり得ない条件であれば間違いなく正しい理論です。しかし、現実は非情です。検査にはエラーが

付き物なので、それを考慮する必要があります。そして、検査結果に応じてつながれる先の医療機関がまともなところである保証もありません。そこでの診断や治療が適切であるとは限らないのです。つまり、全くの健康体の人が誤って検査で病気の可能性があるとされ、運悪くヤブ医者に当たり、病人に仕立て上げられた挙句、全くする必要のなかった侵襲性の高い（身体への負担が大きい）治療を受け、命を落とすということもあり得るのです。

身体医学が取り扱う「がん」については、最近になって「早期発見・早期治療」は「絶対善」ではないという考えが浸透してきました。それまでがん検診のメリットばかり強調されてきましたが、がん検診にはデメリットも存在するため、そのメリットとデメリットのバランスを考慮すべきという議論が高まってきたのです。[*1]

一方、精神医学が取り扱う早期発見検査（発達障害、うつ病、統合失調症など）にはかなりの問題があるにもかかわらず、早期発見至上主義が横行しています。その多くがチェックリスト方式であり、質問項目自体があいまいで客観性に欠け、根拠に乏しく、判定者の主観に左右される、非常に危ういものです。新型コロナウィルス感染症に使われるＰＣＲ検査の精度や客観性とは全く比較にすらならないものです。使い方次第で偽陽性（本来該当しない人が誤って検査にひっかかること）が異常に高くなり、必要ない人が大量に精神科に送り込まれることになります。

精神科の診断自体に問題が多く、そもそも絶対的に正しい診断など存在し得ないのが現実です。操作的診断（171ページ以下参照）という特性上、診断自体がチェックリストに基づいています。単に症状をチェックリストに当てはめるだけで診断してしまう、いわゆるマニュアル診断やチェックリスト診断が横行しているのですが、それは本来の診断ではありません。たとえ症状がチェックリストに該当したからといっても、その障害によるものとは限らないからです。例えば、甲状腺や副腎がうまく働いていない場合も、うつ病（大うつ病性障害）のチェックリストで示されている症状が現れます。

操作的診断基準であるＤＳＭを用いて診断をする場合、それが他の身体的疾患や物質の使用による症状ではないことを確認しなければなりません。さらには、その症状が出ていたとしても、その人が問題無く社会生活を送れているのであれば、あえて診断はしないことになっています。その症状によって社会的・職業的に機能障害や苦痛が生じているかどうかも見極めないといけないということです。

早期発見検査では、あくまでもその障害に罹患している可能性を見つけ出すことが目的であり、検査自体が診断を確定するわけではありません。そのため、他の医学的疾患である可能性は、通常検査段階ではほとんど考慮されず、チェックリストに該当するかどうかが確認されます。使われる検査にもレベルがあり、それなりに妥当性がある（とされている）ものもあれば、そうでないものもあります。簡易検査となれば、より広くざっくりと網にかかるように設定されているので、必然的に偽陽性は多くなります。

問題は、このような検査やチェックリストが濫用されてしまうことです。特に、検査を受ける人がその性質やデメリットを知らされることなく、正しいかどうかも誰にもわからない結果に左右され、いたずらに不安や絶望、恐怖が煽られてしまうことが問題なのです。

そして、このようなチェックリストはしばしば暴走してしまいます。専門家の監修などというお墨付きを得て、十分な科学的根拠も無く改変され、様々な分野に誤用された挙句、結果が商業的あるいは政治的に利用されてしまうことが起きてしまうのです。その典型例が、文部科学省が絡んだ発達障害とうつ病の調査であり、怪しげなアンケート調査に基づいた製薬会社の広告であり、正式な病名ですらない「コロナうつ」のチェックリストを示して煽る報道なのです。

我々一般市民も政治家も「数字」に騙されやすい特性があります。研究であれ報道であれCMであれ書籍であれ、〜に該当する人が◯◯%、などと数字を前面に出されてしまうと、ついついそれを鵜呑みにしてしまいます。それがどんな手法によって導かれた物であるのかなど、いちいち考える余裕など無いため、そういうものだと受け入れてしまいがちです。このように氾濫する数字には人間の「意図」があります。それは、円周率や光の速度や水が沸騰する温度のように、自然界を観察することで導かれた数値ではありません。

精神医学分野は、主観による解釈や判断がどうしても入り込むため、純粋な自然科学とは異なります。公正であるべき研究であっても、いとも簡単に都合よく捻じ曲げられてしまいます。不正とまでいかなくても、研究者の願望が調査の手法や結果に影響を与えてしまいがちです。それが報道や商業的宣伝であればもっと露骨になります。あらかじめ決まっている特定の目的の下、それを推し進める根拠となるデータを作ろうと考え、それに沿って都合の良い数字が出るよう、いくらでも調査の内容を決めることができます。思うような結果が出なければ、出るように改変して再調査し、都合の良い結果のみを発表すれば良いのです。

このような調査にしばしば濫用されるのがチェックリストです。それなりの名のある専門家に監修させた怪しげなチェックリストに基づいて、診察とは完全にかけはなれた形態（インターネットを通した自己記入式回答など）で人々から情報を得たら、いかにも科学的根拠のありそうな数字の出来上がりです。まるで、○○病で苦しむ人が○％もいると誤解しかねない数字ですが、有病率などとは全く異なります。実際、そのような手法で精神医療業界は需要を捏造してきました。わざと受け手が誤解するような表現を用いながら、誤解した受け手が悪いかのように開き直るあたり、目を引く見出しで釣るネット記事レベルです。

また、人々の不安を煽って特定の利益に誘導するよう、チェックリストが商業的に改変されて使われることがあります。うつ病啓発広告に使われているキャッチコピーや、製薬会社が作成したホームページに掲載されている自己記入式のチェックリストは、まさにその典型と言えるでしょう。チェックリストに当てはまってしまうと、自分はその病気ではないかと不安になるのは当たり前のことです。[*2]

さらに問題になるのは、このようなチェックリストの特性、デメリット、背後にある特定の意図を理解できない人々が、早期発見至上主義という信念の下、チェックリストを神格化してしまうことです。これは「善意の暴走」となりがちです。すなわち、早期発見は全ての子どもにとって有益なことだから、予算をたくさん充ててチェックリストや検査を広げようと、善意で暴走してしまう役人や政治家が現れるのです。

民主党政権時代の長妻昭厚生労働大臣は、誰かの入れ知恵なのか本人の思い付きなのか不明ですが、健康診断でうつ病の検査を義務付けようとする方針を2010年に突然発表し、法改正に向けて一気に厚生労働省が動くことになりました。[*3] 当然我々は猛抗議し、専門家からも懸念の声が高まり、そのままの形で実現されることは回避できました。うつ病になっている人を早期発見して受診につなげるというメンタルチェック（二次予防）ではなく、高ストレス者を把握して職場環境改善につなげてメンタルヘルス不調を未然に防止するというストレスチェック（一次予防）に変わりました。また、ストレスチェックを拒否できる労働者の権利も守られました。[*4] もしも労働者にうつ病検査が義務付けられてしまっていたら、今頃大変なことになっていたでしょう。

チェックリスト暴走の先駆地であるアメリカではどんなことが起きたのかも見ておきましょう。2003年、大統領の諮問委員会である「精神保健に関する新自由委員会」が、アメリカ社会の主要な階層を対象に、精神疾患のスクリーニングを実施していく計画を立てました。そこには、精神疾患を診断・治療する上での学校の役割を拡大することが含まれていました。[*5] そのような流れもあり、学校は精神疾患を早期発見するための検査の場となっていきました。例えば、ティーンスクリーン（TeenScreen）と呼ばれる、コロンビア大学が中心となって開発されたスクリーニングのプログラムは、２００３年から全国展開し、２０１１年には46州にわたって合計２０００箇所以上で実施されていました。[*6] 強制ではないものの、主に学校で11~18歳の子どもが、10分程度で答えられるアンケート式のチェックリストに記入し、その結果精神疾患の可能性があると判定された場合、メンタルヘルスサービスにつながることができるようになっていました。

このようなティーンスクリーンに代表される、子どもたちに向けたスクリーニングは拡大していきました。全員に定期的なスクリーニングをするべきだと提言する専門家もいました。しかし、次第に偽陽性を懸念するなどの反対の声も大きくなりました。ティーンスクリーンは親の承諾なく子どもに受けさせていたことが問題となり、親の承諾も必要となった結果受ける数が減少し、２０１２年12月に終了しました。

アメリカは確かに日本以上にチェックリスト等のツールを用いた早期発見検査が社会に浸透しているでしょう。しかし、注目すべきはそれらを絶対善とする声だけではないということです。批判的な声は市民、弁護士、議員、専門家らからも寄せられ、議論が起きています。専門家に対する妄信や神格化がベースとなり、批判的な検証すらなされない日本とは状況が異なります。

一方、現在の日本ではアメリカで問題となったシステムを無批判に取り入れようとする動きがあります。こども家庭庁が2023年4月に設置されることになりましたが、その実現に向けた与党の勉強会の中で、「日本では子ども心の問題を定期的にチェックするシステムがありません」と主張し、「米国では小中学生の子どもの学業成績が悪くなるとうつ病じゃないかと疑う」とアメリカを持ち上げる専門家の声がありました。[*7] そのような専門家は決してその弊害を伝えないため、アメリカの真似をすることが子どもの心の問題を解決する手がかりとなると関係者に理解されてしまいます。こども家庭庁が発足するにあたって、子どものメンタルヘルス向上という名目で、チェックリスト式の検査や評価を取り入れるという動きは必ず出てくることでしょう。デメリットを全く理解していない人々によって無批判に受け入れられることがないよう警戒しなければなりません。

新たな潮流：早期介入

精神疾患や発達障害に関連し、早期発見・早期治療を善とする価値観が世界中に広がる中、その究極系とも言える新たな一派が台頭してきました。それは、精神疾患を発症する前に、そのリスクが高い人を見つけ出して治療介入してしまおうという考えです。このような発想を早期介入（early intervention）と呼び、1990年代後半に北米やオーストラリアに端を発します。日本ではその第一人者であるパトリック・マクゴーリ（メルボルン大学）を招いたシンポジウムをきっかけに、1996年に日本精神障害予防研究会が発足しました。[*1] 同研究会は2008年に日本精神保健・予防学会に発展し、初代理事長に水野雅文医師（東邦大学：当時）が就任しました。[*2] その頃には、早期介入の波が日本に本格的に広がりつつありました。

それを象徴するのは、2007〜2009年度を研究期間とする、厚生労働科学研究費補助金「思春期精神病理の疫学と精神疾患の早期介入方策に関する研究」です。[*3] 研究代表者は、当時都立松沢病院院長であった岡崎祐士医師です。研究費は3年で総額8140万円でした。ちなみに、岡崎医師は、三重大学精神科教授であった時代の1999年10月、架空の経費を計上して文部省及び厚生省の科学研究費補助金を不正に受給していた疑惑が生じ、同大調査委員会によってその額が合計140万円であったことが報告されました。[*4]

その研究の目的は以下のとおりでした。1. 精神疾患の発症に先立つ思春期精神病理体験の疫学調査　2. 精神病理体験を有する思春期児童の早期発見と早期介入方策　3. 諸外国の早期介入方策の調査とわが国への導入の検討　4. 早期介入の導入による精神保健医療システムの再編政策　5. 早期支援児童の縦断的病態研究　6. その他の個別病態の疫学、早期病態の調査、介入精神保健医療システムの再編成を目指すなど、かなり野心にあふれた目的になっていることがわかると思います。しばしばこのような研究が掲げる目的は大言壮語になりがちですが、岡崎医師らは本気でそれを目指しました。

このような早期介入の動きは、都立松沢病院をはじめ、東北大、東京大、東邦大、富山大、三重大、高知大、長崎大等を中心に広がりました。中でも、東北大学は若者を対象とした専門外来を設け、精神疾患（統合失調症）にはまだ至っていないがそのリスクが高いと特定した若者に対し、予防的に向精神薬を投与するという先鋭的な取り組みをしました。[*5]

岡崎医師らの研究は、報告書の「結果と考察」で「学校ベースの早期介入（保健室支援、学校全体の精神保健教育、早期治療チームの医療的支援等）が有効と思われた」とし、「多様な早期介入啓発手段と教材を開発した。啓発本、ラジオやテレビ番組も企画した」としています。

これはまさに、世界中に早期介入の潮流を作った、メルボルン大学のパトリック・マクゴーリが地元オーストラリアで確立した、国を挙げたメンタルヘルス啓発教育を日本でも導入しようとする試みでした。日本では、独自に絵本というツールを使って子どもたちを啓発しようとする試みがなされました。そこに存在感を放っていたのは、児童精神科医である宮田雄吾医師でした。彼は長崎大学出身で、当時は医療法人カメリア大村共立病院副院長を務めていました。

厚生労働科学研究費補助金を使って作られたこの絵本は、非常に偏った内容でした。「こころの病気がわかる絵本」と銘打たれ、「統合失調症」「うつ病」「摂食障害」「社交不安障害」「強迫性障害」の全5巻から成る絵本でした。*5「リアルな現象を柔らかく伝えられる」という効果を狙い、人間ではなく動物が主人公となっていました。さて、どこが偏っていたのでしょうか。

たとえば、統合失調症を取り扱った『そらみみがきこえたひ』（2010年、情報センター出版局）の中身と解説をそれぞれ抜粋しましょう。

さすがに　かあさんも　ビックリして　ぼくは　びょういんに　つれていかれた。
びょういんの　いりぐちには　「せいしんか」とかいてある。

「ねつも　ないし、……ほんとうに　びょうきなの？」ぼくは　しんじなかった。
だけど　かあさんは　けんめいに、ぼくに　くすりを　のませてくれた。
まいにち　まいにち、けっして　かかさずに！
くすりを　のむと　なんだか　おちついて、ぼくは　ねむくなった。
それから　まいにち　たくさんねた。

しばらく　たつと　だんだん　あたりが　しずかに　なってきて、
だれも　ぼくを　じろじろ　みなくなった。
そう、ぼくは　げんきに　なったんだ。

※『そらみみがきこえたひ』本文より一部抜粋

どうしておきるの？
統合失調症は「脳の病気」なのです
最近の研究によると、統合失調症は「脳の病気」であることが判明しています。
具体的には、「脳の前頭葉や側頭葉といわれる部位が小さくなっている」「脳の前頭葉の機能が落ちている」「脳細胞と脳細胞の間で情報をやり取りする物質（神経伝達物質）のうち、ドーパミンという物質の働きが強くなりすぎている」「同じく神経伝達物質のグルタミン酸の働きが低下している」などが有力な説です。

どうやって治すの？
この病気を治すうえで大切なことは次の3つです。
①クスリを使う
統合失調症の治療には、クスリは欠かせません。カウンセリングだけで治る病気では

けっしてありません。それは統合失調症が「からだの一部」である「脳」の病気だからです。

治療には「抗精神病薬」という脳の神経伝達物質の流れを調整するクスリが使われます。最近では昔に比べ、はるかに副作用も少なくなっています。この「抗精神病薬」を使用するためには、精神科医師の診察を受けて、処方してもらう必要があります。（以下省略）

※『そらみみがきこえたひ』解説文より一部抜粋

いくつも誤りを指摘したくなる箇所があるのですが、我慢して続けて「うつ病」と「社交不安障害」の絵本も紹介していきます。うつ病は「あさおきられないニワトリ」というタイトルで主人公はニワトリのおばさんです。社交不安障害は「さかながこわいクジラ」というタイトルで主人公はクジラです。

それから　おばさんは、ちゃんと　くすりを　のんで、ベッドで　ゆっくり　やすむことにしました。

「きっと　よくなるさ、あわてない　あわてない」

あせりそうな　ときは、じぶんに　そういいきかせました。

そうして　ふゆになり、やがて　はるが　きました。

※『あさおきられないニワトリ』本文より一部抜粋

どうしておきるの？

うつ病は「脳」の病気

うつ病になると、意欲がでません。からだもきついので、ついゴロゴロと寝ころんでばかりになります。その様子は、まるで「怠け者」です。また前向きに考えられなくなり、くよくよしている患者は「心の弱い人」に見えます。

しかし、うつ病は「怠け者」だからなるわけでも、「心が弱い」からなるわけでもありません。この病気は「統合失調症」と同じように「脳」の病気なのです。

今日では、脳細胞と脳細胞が情報をやりとりする際に、流れる物質（＝神経伝達物質）の〝セロトニン〟や〝ノルアドレナリン〟などの働きが弱くなるために発病するといわれています。

どうやって治すの？

うつ病の治し方を以下に示しておきましょう。

①クスリを使う

うつ病の治療では、まずクスリをきちんと飲むことが大切です。それはうつ病が「脳」の病気だからです。

治療には「抗うつ薬」という〝セロトニン〟や〝ノルアドレナリン〟などの流れを調整するクスリが使われます。最近では、昔に比べ、はるかに安全性が高いクスリも開発されています。

なお「抗うつ薬」を使用するためには、精神科医の診察を受けて処方してもらう必要があります。（以下省略）

※『あさおきられないニワトリ』解説文より一部抜粋

おいしゃさんは　おおきなからだを　ちいさくして、ちぢこまっている　クジ太をみつけた。

おびえる　クジ太をまえにして、おいしゃさんは　ゆっくりと　はなしをきいた。

そして　にっこりわらっていった。

「きみは『しゃこうふあんしょうがい』というびょうきに　かかっているんだよ」

おいしゃさんは　ちいさな　おくすりをわたした。

「これを　のめば、もうドキドキはしないし、からだも　ふるえなくなるだろう」

クジ太は「ほんとうかなあ」とおもったけれど、ゆうきをだして　くすりをのんだ。
おおきなくちを　がばっとあけて、くすりは　くちのなかに　すいこまれていった。

※『さかながこわいクジラ』本文より一部抜粋

どうやって治すの？

社交不安障害を治すために大切なことは、次の3つです。

①クスリを使う

社交不安障害の治療において、一番大切なことはクスリをきちんと飲むことです。脳自体の「危険に対する過剰反応」をおさえるには、やはりクスリの力を借りたほうがよいのです。

「SSRI（選択的セロトニン再取り込み阻害薬）」と呼ばれる「抗うつ薬」を継続的に服用するのが一般的です。さらに即効性が高い「ベンゾジアゼピン系抗不安薬」や「β遮断薬」と呼ばれるクスリを併用することもあります。

これらのクスリを使用するためには、精神科医の診察を受けて、処方してもらう必要があります。

※『さかながこわいクジラ』解説文より一部抜粋

実際に絵本を読めばわかりますが、「クスリ」の絵が描かれ、それを飲むとすぐに治ってハッピーになれるよという非常に短絡的な「イメージ」を子どもたちに強く刷り込む内容になっています。解説文は、本文で伝えきれない重要な情報を補足し、「イメージ」が誤ったものにならないよう配慮しているのかと思ったらそうではありませんでした。驚くべきことに、薬のデメリットを伝える情報はほぼありませんでした。当時、うつ病治療に使われる抗うつ薬が24歳以下に自殺行動を引き起こすリスクは既に日本でも広く注意喚起されており、子どもや青少年に使う際は慎重に判断することが既に常識となっていました。絵本の中で、その常識は意図的に無視されていました。

あたかも「脳の病気」と証明されたかのように断定的に表現しているのも不適切です。しかも、脳の病気だから薬を使わないと治らないという印象を与えるのも大きな誤りです。薬が存在しなかった時代においても、統合失調症（精神分裂病）は約3割が自然完治しており、決して予後の悪い病気ではありませんでした。[*7]

こういうものは「啓発」とは言いません。特定の業界に利益を誘導するような、都合の良い情報を流す宣伝です。いえ、ウソを流すのであればもはやそれは宣伝ですらなく、デマあるいはプロパガンダの類と言えるでしょう。

２０１０年4月5日付の西日本新聞では、宮田医師がこの絵本を県内の全小学校約４００校に寄贈したことや、同年度中に県内の中学校にも寄贈する予定であることが取り上げられていました。[8] 絵本はあくまでもツールに過ぎません。宮田医師をはじめとする早期介入系の精神科医たちは、学校教育の場に入り込み、問題ある児童生徒を早期に精神科治療につなぐという早期介入事業を本格化することを狙っていました。では、長崎県の子どもたちのメンタルヘルスは著しく向上したのでしょうか。

まさにこの絵本が長崎県内全小学校に配布された同年（２０１０年）の冬頃、とある小学校６年生の少女が精神科につながれました。その後治療は一旦終了したのか継続していたのか不明ですが、２０１４年3月中旬以降、父親は２つの精神科に少女を受診させました。[9] 治療をしても良くならず、同年7月に父親は病院に少女の入院を求めたものの実現せず、その翌日少女は同級生の女子生徒を殺害しました。そうです、かの有名な佐世保市高1同級生殺害事件です。

実は、宮田医師は少女の治療にあたっていた主治医のうちの一人でした。宮田医師は事件の前月に「人を殺しかねない」と児童相談所に相談したがまともに対応されなかったとし、また児童相談所の対応の悪さの背景にパワハラがあったことなどから、まるで宮田医師がヒーローで、児童相談所が悪であるかのような構図で報道されていました。[10]

しかしここでも重要な視点が抜け落ちています。既に少女は精神科治療につながっていたということです。治療も受けずに悪化して事件を起こしたのではありません。しかも小学校6年生からでした。早期介入の売りは、早期に介入することで進行を防いだり回復を早めたり予後を良くしたりし、結果として医療費を削減できるというものでした。早期に精神科につながったはずの少女がどうして最悪の結果となったのでしょうか。治療がかえって悪化させた可能性はないのでしょうか。治療の失敗という視点から、治療が少女にどんなマイナスの影響を及ぼしたのか検証する必要があるのではないでしょうか。

覇権争い

早期介入を推進する一派の大躍進はとどまるところを知りませんでした。２００８年４月、厚生労働省による「今後の精神保健医療福祉に関する検討会」が招集されると、岡崎医師の研究成果が強調され、早期介入やメンタルヘルス教育がさかんに取り上げられました。同検討会の報告書は２００９年９月24日に提出されました。[*1]

その後、２０１０年４月３日、岡崎医師を中心メンバーとする「こころの健康政策構想会議」が発足し、発足式が都立松沢病院で開かれました。[*2] その背景には長妻昭厚生労働大臣（当時）の呼びかけがあり、それに応える形で同年５月28日、構想会議から提言が大臣に提出されました。[*3] 厚生労働省は５月31日、岡崎医師らを構成メンバーとする「新たな地域精神保健医療体制の構築に向けた検討チーム」を立ち上げました。[*4]

同７月25日には、「こころの健康基本法」の制定を目指した「こころの健康政策構想実現会議」が発足し、岡崎医師は共同代表となりました。[*5] その後、この運動は国会議員、地方議員を巻き込む形で広がっていきました。2011年12月1日には超党派による「こころの健康推進議員連盟」が発足し、[*6] その後300を超える地方議会から同基本法を採択するよう求める決議案が出されるなど、運動は盛り上がりを見せましたが、日本医師会及び日本精神科病院協会が反対し、[*7・8] 民主党から自民党に政権が移る中でほぼ自然消滅してしまいました。

日本の精神保健医療システムは、精神科病院を中心に組み立てられ、昔から現在まで日本精神科病院協会が強い影響力を持ち続けています。この業界の既得権であり、岡崎医師らの勢力はそこを侵害し得る存在でした。いわば、一種の覇権争いであったと言えるでしょう。もっとも、私にとってはどちらが良いかという選択肢にはなり得ない両者であり、むしろその2つが交配して強毒化する可能性（早期に介入して病人を増やし、結果として精神科病院を潤す）を懸念していました。

一方、本家であるパトリック・マクゴーリも順調とは言えない状況になっていました。特に、予防的な治療介入については、大きな懸念の声が広がってきました。[*9] 冷静に考えたらそうでしょう。そもそも、精神疾患の診断自体が正確なものではありません。そんな中、どうやって「今は精神疾患に当てはまらないが、将来そうなる危険性が高い」人々を正確に特定できるのでしょうか。

しかも、本当にそれに該当するのか正確にはわからない人々に対し、向精神薬の投与など、侵襲性の高い（身体の負担が大きい）治療で介入しようとする行為は倫理的に許されるのかという疑問があります。だいたい、そのような治療介入の成果をどうやって正確に評価できるのでしょうか。比較実験するとしても、同じ条件となる人々を正確に集めることなど可能なのでしょうか。そもそも、それは「予防」なのか「治療」なのか、線引きはどうなっているのでしょうか。少なくとも「予防」であるなら日本の保険診療は使えないはずです。

マクゴーリ一派は、このような疑問に対して十分に答えることはできませんでした。極力薬を使わず、心理学的、栄養的な介入をするなど、侵襲性の低い手法に特化したとしても、スティグマの問題は依然として残ります。将来精神疾患になるリスクが高いというレッテルを貼られることは、本人の自己肯定感を低くするのみならず、差別や社会的不利益を被ることにつながります。

DSMが第5版に改訂される際、マクゴーリ一派が広げて来た概念を、精神病リスク症候群（後に減弱精神病症候群と変更）として診断カテゴリーに新たに加えるかどうかで大きな議論となりました。アメリカ心理学会や、DSM第4版の編纂責任者であったアレン・フランセス博士らの強い反対もあり、減弱精神病症候群は「公式診断」のカテゴリーからは除外され、「今後の研究のための病態」に付け加えられました。[*9]

今後の含みを持たせるという意味では完全排除とならなかったのですが、マクゴーリの野望は一旦退けられることになりました。早期介入一派は、日本では政治的に覇権争いに敗れ、親分格は学術的に覇権争いに敗れたことになります。

偏見を作るメンタルヘルス啓発教育

覇権争いに敗れたとはいえ、早期介入が完全否定されたわけでも、最終決着が着いたわけでもありません。これから一派が巻き返しをかけることもあり得る話です。日本では、啓発教育、特に十代の若者にターゲットを絞ったメンタルヘルス教育を推進する動きはまだまだ活発です。実際、彼らの働きかけにより、２０２２年度から開始される高等学校学習指導要領に、「精神疾患の予防と回復」の項目が追加されるようになりました。

早期介入一派には非常に偏った内容の絵本を学校に配った前科があるため、我々は学習指導要領変更に伴って刷新される教科書の内容について警戒していました。予想どおり、怪しい発表がありました。

２０１９年11月22日、国立精神・神経医療研究センターと東京大学が共同で「精神疾患の生物医学的知識は、スティグマ（差別・偏見）の軽減に役立つか　―これからのスティグマ軽減戦略―」と題するプレスリリースを発表しました。[*1] リリース内の発表のポイントを引用します。

◆これまで、精神疾患へのスティグマ（Stigma; 日本語では、差別や偏見）を増長させると考えられてきた「精神疾患に関する生物医学的内容の教育」について、「専門家合意による推奨内容の教育（心理社会的内容）」との無作為化比較試験により、スティグマ軽減の効果を比較検証しました。

◆「生物医学的内容の教育」を受けた者は「専門家合意による推奨内容の教育（心理社会的内容）」を受けた者と同様に、精神疾患に対する誤解、差別、偏見が改善することを、無作為化比較試験で初めて明らかにし、精神疾患に関する生物医学的知識がスティグマの軽減に役立つことを示しました。

◆今後学校・職場・家庭などでの精神疾患のスティグマに対する介入戦略を検討する上で、心理社会的内容だけでなく生物医学的内容も合わせた教育プログラムを開発することが求められます。

さて、この「精神疾患に関する生物医学的内容の教育」とは何でしょうか。その内容を見て立ちくらみがする思いでした。プレスリリースにはこのように書かれてありました。

「生物医学的内容グループ」への講義では、精神疾患の症は脳に原因があること、その原因の一つとして、神経伝達物質のアンバランスがあること、医学的治療として用いられる治療薬はこうした脳のアンバランスを整える働きを持つこと、精神不調を引き起こす原因として遺伝と環境の双方があることを含め、医学的治療のメカニズムや回復可能性を生物医学的背景に基づいて説明しました。

「精神疾患の症は脳に原因があること」はまだ誰も証明していません。「その原因の一つとして、神経伝達物質のアンバランスがあること」という言説は、まさに向精神薬開発の根拠とされたモノアミン仮説（神経伝達物質の一種であるモノアミン類の過不足が精神疾患の原因であるとする仮説）そのものですが、これもまだ証明されていないどころか否定的な研究もあります。[*2・3]「医学的治療として用いられる治療薬はこうした脳のアンバランスを整える働きを持つ」というのは非常に乱暴で実態に即さない表現です。神経伝達物質は単一ではなく100種類以上あるとされ、複雑な相互作用によってバランスが保たれています。特定の神経伝達物質の濃度を不自然な形で操作することは、決して「整える」ことではありません。そもそも、どのような状態が「アンバランス」なのか、どこまでが正常なのかという基準すらない以上、アンバランスさや整えられた状態を定義できません。

私は、プレスリリースの問い合わせ先に従い、この発表の責任者であり、東京大学大学院と国立精神・神経医療研究センター双方に籍を置いている小塩靖崇氏に質問しました。前記について科学的に証明されたものがあるのか、ないのであればそれを事実であるかのように教育するのに問題がないか、単に実証されていないだけではなくその概念自体に疑義が向けられているchemical imbalanceを生物医学的内容として教育することは、むしろ偏見やスティグマを生み出すものにはならないのかを尋ねました。

すると、「研究計画に問題がないかを倫理審査委員会に判断を頂き、実施して問題ないという承認を受けて研究を実施しております」という、科学的根拠も誠実さも示さない回答でした。まるで、根拠となる法令を具体的に教えて欲しいという質問に対し、親がOKしているから問題ないと返答するようなものです。

しかし、小塩氏は、「根拠に基づくアンチスティグマ活動」を提唱している研究者です。これでは、根拠を示せないアンチスティグマ活動です。いや、むしろ根拠無くスティグマを作り出すスティグマ活動です。プレスリリースの発表は、以下のように締めくくられています。

今後学校・職場・家庭などでの教育で知見の活用が期待されるが、特に、2022年度から開始される高等学校新学習指導要領には精神疾患が扱われ、教育内容には「精神疾患への差別や偏見（つまりスティグマ）」も含まれます。公教育で扱われるのは、約40年ぶりのことで教育プログラム開発は急務です。その内容の検討の際には、本研究知見を活用し、心理社会的内容だけでなく生物医学的内容も合わせた内容を含める必要があります。

これは、学校教育を通して新たな偏見と誤解を広げかねない問題です。もともと「精神疾患への差別や偏見」をもたらしたのは、偏見に満ちた差別的な表現と共に、精神病は遺伝病、不治の病という主張をしてきた精神科医たちです。その主張を鵜呑みにした差別的な政策、差別的な教育がそれを広げました。否定的な見解もある脆弱な仮説をあたかも事実であるかのように喧伝《けんでん》する教育は、まさに「精神病は遺伝病」の再来です。これは、新たなスティグマを生みます。

わかっていないものはわからない、仮説はあくまでも仮説でありそれに反対する知見もある、と正直に伝えることこそが「根拠に基づく」アンチスティグマ活動ではないでしょうか。モノアミン仮説に立脚した一方的な教育は、精神科受診の敷居を下げ、各種バブルを引き起こし、精神医療業界及び製薬業界に利益誘導する働きはあっても、それが本当の意味での差別・偏見を無くすことにはなりません。

製薬会社と児童精神科医

児童精神科医を評する際に、薬を用いることに否定的あるいは慎重である姿勢のみをもって、安易に「良心的」とみなすのは色々な意味で問題がありますが、2009年に第50回児童青年精神医学会大会長を務めた門眞一郎医師は、それでも児童精神医学の良心と呼ぶに値するかもしれません。というのは、様々な方面から批判を浴びながらも、製薬会社とべったりだった学会運営に一石を投じたからです。

この背景を理解していただくために、精神医療業界と製薬業界の関係について説明していきます。アメリカ精神医学会が作成したDSMは、操作的診断基準を取り入れた第3版（1980年）以降、急速に世界のスタンダードとなってきました。それに加え、1980年代後半に販売された新世代抗うつ薬プロザック（日本では未発売）の世界的大ヒットがあり、その成功体験は業界を完全に変えてしまいました。

そこから2000年代にかけてはやりたい放題の時代でした。精神医療業界と製薬業界が手を取り合い、双方の利益となる過剰診断・過剰投薬へと誘導する露骨な医療化や疾病喧伝が世界各国で目立つようになっていました。医療化（medicalization）とは、それまで医療で取り扱う範疇でなかった物事が、医療の問題となって治療の対象となる現象のことを指します。疾病喧伝とは、市場拡大を目的として特定の病気を必要以上に問題化して治療を勧めることを指し、しばしば特定の専門家と製薬会社と共同で行われます。

これは明らかに度を超えていました。特にアメリカはもはや目も当てられない状況になっていました。異常な数、割合の子どもたちが精神科につなげられ、何らかの精神医学的診断を下され、向精神薬を服用させられていました。その対象となる年齢もどんどんと引き下げられ、わずか1、2歳の子どもたちまでもが何ら安全性も確かめられていない向精神薬を投与されるようになりました。

子どもらしさがいつの間にか「病気」と扱われるような息苦しい社会の中、次々と子どもたちが犠牲になっていき、命を落とす子もいました。さすがにおかしいと市民は気付き、子どもたちを守るために声を上げましたが、精神医療産業（精神医療業界と製薬業界が結託した産業複合体）はその経済力と発信力に任せて声を封じ込めてきました。しかし、2000年代後半あたりから、不正、癒着、腐敗の構図が次第に暴かれるようになりました。そして、全米を揺るがす事件が起きました。2006年のレベッカ・ライリーちゃん事件です。

この事件は、精神医療産業によって歪められたアメリカ社会を象徴する悲劇でした。当時4歳だったレベッカ・ライリーちゃんが命を落とした直接の原因となったのは、彼女に処方されていた薬の過剰投与でした。定められた量よりも多く飲ませたとして両親が殺人罪で有罪となりましたが、[*1]その背景には多くの闇がありました。この事件を取り上げたCBSドキュメント（2007年9月28日）がそれに切り込みました。[*2]日本ではその日本語翻訳版が2008年3月12日にTBSで放送されました。

この番組では2人の児童精神科医が取り上げられました。レベッカちゃんの主治医であった木藤香代子医師と、双極性障害の権威として知られていたジョセフ・ビーダーマン博士です。

木藤医師はその名のとおり日本人の児童精神科医でした。木藤医師は刑事訴追を逃れ、一旦は停止された医師免許の資格も戻りましたが、医療界や法曹界からは批判が噴出しました。木藤医師は2011年に250万ドルの和解金を遺族に支払いました。[*3] その後日本に帰国し、児童精神科医として国内の病院の児童精神科で働いています。患者や家族は木藤医師の過去を知らないでしょう。

ビーダーマン博士は、当時最も著名な児童精神科医の一人であり、世界的な権威でした。双極性障害の定義を幼児にまで広げた張本人であり、双極性障害と診断された子どもたちが爆発的に増加したきっかけを作りました。この放送があった翌年の2008年、ビーダーマン博士のスキャンダルが全米を騒がせることになります。[*4]

議会の調査を発端として、製薬会社からの多額の金銭を受け取りながら適正に申告していなかった疑いや、製薬会社の利益になるように研究データを操作した疑い、治験の前に特定の製薬会社の利益となる結果が出るよう博士側から明示されていた疑い等が噴出することになりました。

本来病人を治すことが目的であるはずの医療業界と製薬業界が、利益を求めるために「病人を作り出す」方向に走ったことは皮肉な話です。大規模に病人を作り出す一番効果的な手法は、単に正常と異常の境界線を操作して治療の対象者を意図的に増やすことです。それは科学ではなく、マーケティングと不正によってもたらされます。そのため、製薬業界が「基準」を作ることのできる権威に働きかけるのは必然の行為です。

ビーダーマン博士は、小児双極性障害のガイドライン作成や普及啓発事業に積極的に関わりました。一度基準が作られ、定義が拡張される（対象となるターゲットが増える）と、なし崩し的に安易な診断や投薬が広がるのは、世界中どこにでも見られる光景ですが、アメリカの場合は製薬会社自体が不正にそれを後押ししていました。承認されていない処方（適応外処方）を促進していたのです。医師の判断による適応外処方自体はアメリカでも認められていますが、それを製薬会社が積極的に促進することは違法行為です。このような背景もあり、子どもたちは精神医療産業に食い物にされてしまいました。ＤＳＭ第４版（ＤＳＭ‐Ⅳ）の編纂責任者であるアレン・フランセス博士は、小児双極性障害の診断が40倍になったことを指摘し「育児上の問題、子どもの発達の問題すべてが双極性障害の証拠として解釈されてしまいました」「これはまさに不祥事だ」と痛烈に批判しました。[*5]

アメリカでは、このレベッカちゃん事件とビーダーマン博士のスキャンダルによって、子どもの過剰診断、過剰投薬に対する非難が一気に高まりました。また、向精神薬のオフラベルプロモーション（適応外処方の違法な販促）に対して州政府や連邦政府が大手製薬会社を次々と訴え、２００９年頃から数百億〜数千億円規模の巨額な和解金や罰金が支払われるようになりました。例えば、治験データを隠蔽した上、ＦＤＡ（米食品医薬品局）の承認もなく18歳未満の患者に抗うつ薬パキシルの販売を促進し、不当に巨額な利益を得ていた問題で、２０１２年にグラクソ・スミス・クライン社は違反行為を認め、米司法省と30億ドルの和解金を支払うことで合意しています。[*6]

ビーダーマン博士騒動が起きる前から、権威的な精神科医と製薬会社の金銭的癒着関係は大きな問題になっていました。カネ次第で基準が歪められ、特定の個人と企業に利益が誘導されてしまうからです。そのため、金銭的関係を明らかにして透明性を高めようとする動きがありました。例えば、世界医師会（World Medical Association：WMA）は「医師と企業の関係に関するWMA声明」を２００９年に発表しています。[*7]そのような中、ビーダーマン博士のスキャンダルをきっかけにアメリカでは議論が加速し、サンシャイン法が２０１０年3月に成立しました。これは、製薬企業や医療機器メーカー等に対し、医師に対する支払金額等の開示を求める法律でした。ただし、運用までは時間がかかりました。施行規則が最終決定されたのは２０１３年2月であり、データ公開が開始されたのは２０１４年9月30日でした。[*8]

一方、日本ではアメリカでのサンシャイン法成立を受け、業界が自主的にガイドラインを設けて情報開示するようになりました。日本製薬工業協会は２０１１年3月に「企業活動と医療機関等の関係の透明性ガイドライン」を発表し、[*9]加盟する製薬会社がそれに則って指針を作り、自社のホームページ等でデータ公開するようになりました。もっとも、これは法律によって定められたものではないため、強制力があるわけではありません。日本製薬工業協会への加盟も任意です。そのため、全ての製薬会社に情報開示が義務付けられたということではありません。しかし、このガイドライン策定によって、ブラックボックスに光が当てられました。どの学会に、どの医師にどれだけの金額のカネが支払われているのかが明らかになりました。

ここでようやく２００９年の日本児童青年精神医学会総会の話に戻ります。大会長の門医師の試みは、近過ぎた製薬業界との距離を置くというものでした（ただし決別ではない）。具体的には、製薬会社の寄附を断って総会を開催しました。[*10] 確かに、当時は医師と製薬会社の関係を巡って世界的に議論が起きていた頃でしたが、日本にその本格的な潮流が押し寄せる前の話です。それは、製薬マネーによって治療や研究が歪められることなどあってはならないと考える、門医師個人としての信念をうかがわせる決断でした。

門医師は製薬マネーがなくても運営が可能であることを示しましたが、その信念は受け継がれなかったようです。すぐに製薬会社からの寄附は復活しました。学会の主要人物についての金銭スキャンダルも発覚しました。同学会10代目理事長として２００７～２００９年に理事長を務め、その後も役員として学会運営に関わってきた市川宏伸医師は、製薬会社から受け取っていた金銭について、報告義務に違反して適切に報告していなかったことが発覚しました。[*11] 正確には、私の調査がそれを暴きました。[*12] 市川医師は、有識者として国や自治体の発達障害者支援施策に深く関わってきた発達障害の権威中の権威であり、82ページ以下に出て来た「問題あるチェックリスト」を作成し、それを用いた「問題ある調査」を実施することで、バブルを作った張本人でもあります。

製薬会社が黒幕だ、製薬会社が医療を歪めている、などという論調がありますが、私は必ずしもそれに同調はしません。製薬会社はカネをばらまいて、そそのかしたり誘導したりすることはできるかもしれませんが、基準を作成したり、実際に薬を処方したりする権限はありません。権威の名前を使って都合の良い発表をする製薬会社のゴーストライターも存在しますが、結局それを許諾しているのもその権威本人です。製薬会社は間接的に歪める力を持っているかもしれませんが、直接歪める力を持ち、行使しているのは医師です。確かにカネは様々な人々の動機になりやすく、もともと診断基準や境界線があいまいで操作しやすいという特徴のある精神科領域はカネのなる木そのものですが、必ずしもカネだけが医療を歪める要素になるとは限りません。

もちろん、カネのために治療も研究も信念も捻じ曲げ、多くの人々の命と健康と引き換えに個人的な利益を得るような精神科医は許しがたく、軽蔑に値するでしょう。しかし、それは危険な存在であることには違いありませんが、動機としてはわかりやすくまだ理解ができる存在です。それよりも危険で、理解し難い精神科医も存在します。信念に基づいて価値のある命と無い命を選別した、ナチス時代の精神科医はその典型と言えるでしょう。人間やその精神、尊厳、人格を甚だしく傷つけるような行為を医学と称し、それが患者本人にとっての救済であり、社会全体の利益であると心底信じているような精神科医です。別に彼らはカネのためにやっているのではなく、自分が正しいと疑いを持たないために罪悪感を抱くこともなく、本人の中ではひたすら世のため人のために尽くしているのです。

不登校やいじめの原因としての発達障害、精神疾患

発達障害バブルが拡大されるにつれ、不登校やいじめの背景には発達障害があるという主張も広がってきました。確かに、多様性に対する無理解や不寛容、合理的配慮の欠如が不登校やいじめにつながるということはあります。しかし、それを短絡的に「発達障害が原因」としてしまうことには問題があります。

それは、「登校拒否は病気」「いじめられる奴に原因がある」論に通じるものがあります。また、発達障害が「脳の先天的機能障害」と証明されておらず、少なくともそれを特定して診断する技術も手法も存在していないにもかかわらず、診断された人には「生まれつき脳に異常があって一生治らない」という誤解されたイメージが作られている現状では、何でも安易に発達障害に結び付けることが新たなスティグマを生み出します。

何よりも恐ろしいのは、それが問題の隠蔽の手段として使われていることです。支配のツールとして使われてきた精神医学は、支配層にとって都合の悪い分子を「病気」とみなし、合法的に排除する役割を担ってきましたが、それは決して過去の話ではないのです。

2021年8月に開かれた東京オリンピックでは、コーチ陣を批判したベラルーシ代表の陸上選手が強制帰国を拒否してポーランドに亡命したことで話題となりました。帰国した場合に精神科病棟に送られると家族が心配したことが亡命の理由でした。[*1] 独裁国家では、いまだに反体制分子を精神科病院に閉じ込める行為が公然と行われているのです。民主国家である日本には無関係な話のように思われますが、都合の悪いものを隠蔽する手段として精神医学が濫用されている点は共通しています。

現在、いじめ問題は深刻化しています。いじめを苦に自殺する児童生徒も後を絶ちません。大津市中2いじめ自殺事件として知られる、2011年に起きた自殺事件では、学校及び教育委員会の隠蔽体質が発覚し、大きな社会問題となりました。この事件をきっかけにいじめ防止対策推進法が2013年に施行され、自殺などの重大事案に対して調査されるようになりました。[*2]

各地でいじめ自殺検証委員会（第三者委員会）が立ち上がり、しばしば精神科医や心理士がそのメンバーに召集される中、「発達障害」やそれをぼかした意味での「発達上の課題」「発達の特性」という言葉が行き交うようになりました。また、「うつ病」「うつ」「思春期うつ」などという言葉も出てきました。

検証委員会は事実関係を明らかにし、そのいじめ事案に対処したり、今後も同種のいじめ事案を防いだりすることを期待されているはずでした。ところが、委員会による調査は機能せず、逆に事実を隠蔽し、いじめを無かったことにし、学校や教育委員会の隠蔽体質を助長、正当化する事例が相次ぎ、遺族から不満の声が噴出しました。[*3] そのような隠蔽、正当化に加担する役割を果たしていたのが、一部の児童精神科医たちでした。

その典型的な例が、青森市立浪岡中学校のいじめ自殺事件です。2016年、当時中学2年生だった少女が自ら命を絶ちました。青森市では、青森市いじめ防止対策審議会条例に則って、いじめ防止対策審議会が常設されており、重大事案が発生した場合、いじめ防止対策推進法に基づく調査を行う組織へと移行することになっています。少女の事案は審議会で取り上げられ、報告書原案が作成されました。[*4]

ところが、原案に目を通した遺族は驚きました。そこには「思春期うつ」との記述があったからです。審議会委員の一人は、児童精神科医である、芙蓉会病院の荒谷雅子医師でした。当然、荒谷医師は少女と生前に会ったことも話したこともなく、調査の過程で遺族とすら話したこともありませんでした。納得いかない遺族は、思春期うつと判断した根拠を審議会や荒川医師に求めました。ところが、到底根拠と言えるような説明はありませんでした。[*5]

根拠の一つとして「小学生の時、色付きリップを塗っていたことがある」「街へ出かけるような服装で学校に行った事がある」という説明がありましたが、その荒谷医師の聞き苦しい説明に同調していたのが、同じ芙蓉会病院から委員に選出されていた臨床心理士の蝦名淳子氏でした。[*5] 遺族や関係者に対して丁寧な聞き取り調査をして事実確認した上でそれなりの根拠を示すことができたのであればまだしも、単なる偏見や思い込みレベルでしかなかったのであれば、遺族の怒りはもっともです。

青森市いじめ防止対策審議会条例第4条第2項には以下のように書かれてあります。

委員は、人格が高潔で広く社会の実情に通じ、いじめの防止等のための対策に関して高い識見を有する者であって、次の各号のいずれかに該当するもののうちから、教育委員会が委嘱し、又は任命する。

一　教育に関し学識経験を有する者

二　弁護士

三　精神保健又は児童等（法第二条第三項に規定する児童等をいう。以下同じ。）の心身の育成及び発達に関し学識経験を有する医師

四　精神保健福祉士又は心理学に関する専門的知識及び技術により、心理に関する相談に応じ、助言、指導その他の援助を行う能力を有すると認められる者

五　社会福祉士又は児童福祉に関し学識経験を有する者

この三号に基づいて任命されたのが荒谷雅子医師であり、同四号に基づいて任命されたのが蝦名享子氏でした。教育委員会は、荒谷医師らの何をもって「人格が高潔」「いじめの防

止等のための対策に関して高い識見を有する者」とみなしたのかわかりません。

2017年4月、調査委員の適格性を欠くとして、遺族はこの2名の解任を求めて青森市教育委員会に要望者を提出しました。結局、報告書は答申されないまま、2名の解任もされることなく、もともと予定されていた任期の満了（2017年5月末）をもって審議会委員は全員退任しました。その後新たに招集された審議会によって再調査がなされました。新審議会は「いじめが主な原因だ」とする最終答申を2018年8月に発表しました。そこには、いじめと自殺の因果関係は判断できないとした旧審議会の見解や、思春期うつなどとした検証は盛り込まれませんでした。[*5]

荒谷医師が遺族を傷つけたのはこの時が初めてではありませんでした。2014年に起きた八戸北高校いじめ自殺事件では、青森県いじめ防止対策審議会委員に臨時委員として荒谷医師が加わり、調査がなされました。荒谷委員は摂食障害の重症化が自殺の原因とし、摂食障害はいじめなどという単純なものではならないと言いました。[*5]

中学時から摂食障害の素地があったとする荒谷医師の説明は、中学時のちょっとした行動を無理やり結び付けるやり方でした。遺族は到底納得できず、深く傷つけられました。[*5]「いじめと摂食障害の直接的な因果関係は認められなかった」とした審議会の報告書[*6]に対し、遺族は中学時から摂食障害の素地があったことの根拠が全く説明されておらず、中学時にそれに該当する言動や行動はなかったと反論しました。再調査された結果、高校入学後のいじめなどが摂食障害の発症と悪化に関係したとして、いじめと自殺の間には一定の因果関係があったとされました。[*7]

これは決して特殊な例ではありません。死人に口なしと言わんばかりに、亡くなった本人の資質や特性の問題、特に精神医学上の問題に転嫁する事例は、様々ないじめ自殺検証委員会で起きています。全国自死遺族連絡会代表理事であり、「東北いじめ総合支援センター」を立ち上げ、いじめ自殺問題の遺族を支援してきた田中幸子氏は、そのことに強い懸念を抱いています。一度も本人を診ていないはずの精神科医や心理士が、言いがかりに近い理由で何でも安易に発達障害などに結び付け、いたずらに遺族を苦しめていることに憤りを覚えています。

ここに、精神医学や精神科医の特殊性を見出すことができます。もしも精神医学が科学であれば、誰が検証しても同じ診立てになるはずです。ところが、このような精神医学的検証も、通常の診断よりも時間と労力をかけて下される精神鑑定も、専門家によって結果が異なるのは普通のことであり、世論の批判を浴びて簡単に覆ったりしてしまうのです。科学的ではなく非常に政治的な色合いが濃いと言えます。

そして、精神科医という肩書きがあれば、特段根拠を示さなくても他人に異常というレッテルを貼れるという現実があります。以前、診断の根拠を求める患者に対して「私が病気だと言ったらあんたは病気なのよ！」と激高した精神科医がいました。実はこの言葉こそ、精神医学的診断の本質を表しています。そこに根拠がある、無いは関係ありません。精神科医がそのように診断したら、その人はそうなるというだけです。裏を返すと、何でもかんでも異常とみなすような偏見を持っている人に、精神科医として他人を診断、治療、強制入院、行動制限できる権限を与えてしまった場合、とんでもないことになるということです。

そもそも、精神科医は「偏見」を持っています。それはある意味仕方の無いことかもしれません。精神科医の視点は、立場上我々とは全く違います。なぜならば、いかに異常を見つけるかという視点で人（患者）に接しているからです。精神科医の診察は時間も条件も限られています。長い付き合いの中で、その人の病的な特性がわかってくるというものではないため、初対面の人に対し、最初から○○障害ではないか？という疑いの目で見るしかないのです。

日本人の常識や振る舞いが文化の異なる外国人には通用しないのと同じで、我々の常識や振る舞いも精神科医には通用しません。心遣いや配慮は、精神科医には不安障害の症状などと曲解されるかもしれません。精力的に働く様子は、双極性障害による躁状態とされるかもしれません。異常かもしれないという視点で見たら、何でも異常に見えます。特に、結論が先に決まっていたら、何でも後付けで何らかの精神医学上の「問題行動」「異常行動」に解釈できてしまうでしょう。

ナチスの全体主義を機能させるためには、精神医学は最高のツールでした。体制の意に沿わない人々を異常として切り捨てたり、無理やり矯正したりすることができたからです。体制の方に問題がある場合、理不尽に対する正常な反応も異常とみなされます。それは現代においても同じです。学校という閉ざされた社会が健全とは限りません。いじめが横行する学校も、それを隠蔽して責任逃れをしようとする教育委員会も、とてもまともではありません。その影響を受けて精神的に不調になるのは病的ではなくむしろ正常な反応です。

一般人が抱く児童精神科医のイメージは、理不尽な社会に振り回されて傷ついた子に寄り添い、心の拠り所となって一緒に回復を目指すといったものでしょう。いかにもドラマや映画に出て来そうなキャラ設定です。しかし、児童精神科医は必ずしもそのような「体制の犠牲者」を救ってきたわけではありません。むしろ、犠牲者に鞭打ち、隠蔽体質の体制を擁護する役割も果たしてきたのです。

自閉症児へのL-DOPA療法

児童精神科の領域では、子どもたちに未承認の薬が処方されることがしばしばあります。63ページ以下でも、自閉症に対して実験的に未承認の薬が投与されてきたことを説明しました。もしも、適切な手順が踏まれ、研究倫理に反しない形で研究が行われていたとしたら、本人及び家族が納得して進めたことになります。そのため、たとえ結果が出なかったとしても、果敢なチャレンジの一つとして終わっていたかもしれません。試みが失敗することなど医療研究の分野ではむしろ当たり前のことだからです。しかし、騙すような形で、子どもたちの命や健康を犠牲にしたものであれば、それは到底許されないものです。

現実的には、健康被害を立証するのは非常に困難です。自閉症を巡り、様々な治療が試される中、たとえ健康被害に遭ったとしてもほとんど泣き寝入りでしょう。しかし、勇気を持って立ち上がった親がいました。民事訴訟を起こすこと自体、この日本において非常にハードルが高いのですが、この親が挑んだ壁はとてつもなく高いものでした。なぜならば相手が超大物だったからです。

その相手は、小児神経学の世界では国際的な権威であった故瀬川昌也医師です。医学の世界では、病気や障害に対し、その分野で功績のあった人物の名が冠されることが通例となっていますが、瀬川医師の報告をきっかけに特定された遺伝性の神経疾患が、国際的にも「瀬川病」として知られています。それほどの権威でした。

小児神経学の権威だったら、児童精神科とは関係ないのではないかと思われたかもしれません。しかし、もともと精神科と神経科はひとまとめにされていたこともあり、隣接しています。特に自閉症を含む発達障害領域は児童精神科と小児神経科が重なる領域でもあります。瀬川医師が院長を務めていた瀬川小児神経学クリニックは精神科も標榜する診療所であり、小児期に発生する神経・精神疾患が対象でした。

瀬川医師が関心を持っていたのは、門医師の講演でも触れられていたL‐DOPAを用いた自閉症の治療でした。L‐DOPAはレボドパとも呼ばれ、脳内神経伝達物質の一つであるドーパミンの前駆物質です。国内ではドパストンという商品名で知られ、パーキンソン病に使われています。薬として服用した場合、脳内に移行した後ドーパミンに変換されるとされています。人体に必須であるドーパミンになるのであれば、副作用などないのではないかと思われるかもしれませんが、重篤な副作用が出る可能性もあり、医薬品添付文書ではしっかりと注意喚起されています[*1]。

さて、瀬川医師による自閉症に対するL‐DOPA療法の何が問題だったのでしょうか。結論から言うと、正式な手順を踏んでいない人体実験そのものだったということです。確かに、現在承認されていない用法（適応外処方）で薬が使われることはあり得ます。それが正式な手順を踏んでいるのであれば問題にはなりません。

適応外処方といっても、国内外でそれなりに根拠が認められているものもあれば、全く根拠が無いものもあります。前者であれば、たとえ承認されていなかったとしても、特別に保険診療として認められる制度があります。自閉症に対するL‐DOPA療法は、その制度の対象にもならない、完全に後者の扱いでした。つまり、保険診療として扱われるものではないということです。

ところが、なぜかこれらの治療は保険診療として取り扱われていました。これは、保険診療のルールから外れているという問題だけではありません。治療を受ける側が、安全性と有効性が認められている標準的な治療ではないということに気付けないという意味で罪深いのです。

民事訴訟となった件（以下「本件」と呼ぶ）では、わずか2歳の時から原告男性（以下「男性」）に対してこの薬が処方されていました。本人やご家族のプライバシーを守るために詳細はここで述べませんが、結局10年以上に渡って男性はL－DOPAを服用させられました。その間、効果が無いどころか副作用と疑われる症状が現れるなどし、両親は瀬川医師や他院の医師にも相談しましたが、止めることはできませんでした。

2歳の子どもに薬を飲ませることにためらいがあった両親は、副作用について瀬川医師に尋ねました。すると、これは薬ではなくもともと体内にある物質だから副作用は全く発現しませんと断言されました。それでも躊躇した両親に対し、後から補ってももう効果が無いので、早くドーパミンを摂取しないと手遅れになって将来大変なことになってしまうと瀬川医師は説得しました。「権威」からのその一言は不安にさせるのに十分であり、両親は承諾して服用が始まりました。

このL－DOPA治療の開始の手順に大きな問題がありました。当時でも、L－DOPAには副作用が報告されており、少量であっても不眠、多動、興奮、チックのような症状、人とのことでこだわりが強くなるなどの報告がありました。[*2] そもそも瀬川医師のL－DOPA

療法は研究段階に過ぎず、一般には使われていない方法でした。L‐DOPAは自閉症に保険適用のない薬で、しかも子どもの薬ではありませんでした。にもかかわらず、保険で支払いがなされていました。

重要な点は、もしも両親がこのような情報を知っていたら、L‐DOPA療法を選択しなかったということです。男性及び両親は、十分な説明なく未確立のL‐DOPA療法を開始されただけでなく、副作用が発現しても投薬中止しなかった等の過失によって、男性が重度知的障害の状態に進展し、不随意運動その他の精神・神経症状が残存したとして、瀬川医師の責任を問う裁判を東京地裁に起こしました（2015年4月）。

日本の司法制度では原告側に立証責任がありますが、被害者である原告側は通常素人です。薬の副作用による健康被害を立証するのは非常に困難です。新型コロナウィルスワクチン接種の副反応の問題がしばしばニュースになっていますが、接種直後の死亡であったとしても因果関係が認められる事例はごくわずかに過ぎず、大半が「因果関係不明」とされてしまうことからも、その困難さが理解できるでしょう。被告は100％例外なく、副作用ではなくもともとの病気の症状だと主張するので、裁判官に納得させるだけの証拠を示すことが大変な作業になります。

本件においても困難を極めました。結局、2019年10月17日の東京地裁判決において、治療と身体的損害の因果関係は認められませんでした。しかし、瀬川医師の説明義務違反は認められました。同治療を受けるか否かについて意思決定する原告の権利を奪ったとして、東京地裁は被告に対し約330万円の支払いを命じました。

しかし、2020年2月19日の控訴審判決では、原告側の請求が全て棄却されてしまいました。「瀬川医師は、控訴人に対する少量L-DOPA療法の開始にあたって、控訴人の両親に対し、これが当時の医療水準として確立された治療法ではないことを説明すべき注意義務を負っていたのに、これを怠り、これによって、控訴人の両親が少量L-DOPA療法を受けるか否かについて判断するための十分な情報を得ることを妨げるという結果を生じさせた可能性も高いというべきである。」とされたものの、瀬川医師の注意義務違反による精神的苦痛や損害は、少量L-DOPA療法の開始より前に生じたと判断され、損害賠償請求権は時効だと見なされてしまいました。

両親は決して弁護士任せにすることなく、数えきれないほどの文献に目を通し、数えきれないほどの小児神経科や児童精神科の専門家にかけあって意見書を求め、何年も裁判に身を投じてきました。当然、裁判にかかる費用は自分で捻出するしかありませんでした。

結果は残酷で理不尽としか言いようがありませんが、この両親の勇気ある行動は、少なくとも瀬川医師の裏の顔を暴いただけでなく、自閉症の投薬治療を巡るあまりにもずさんな現状や、家族が置かれた弱い立場を明らかにしてくれました。

◤人体実験そのもの◢

裁判では思うような結果が出なかったのですが、裁判へと至る過程で、両親は瀬川医師の重大な疑惑の尻尾をつかみました。それは、多額の税金が使われて実施された、瀬川医師が研究責任者となった厚生労働科学研究に関するものでした。

様々な疑惑が次々と噴き出し、厚生労働省も調査に動き出しました。しかし、瀬川医師が虚偽の回答を重ねるなどして誠実な対応をしなかったため、調査には必要以上に時間がかかりました。調査が継続している最中に瀬川医師が死去（２０１４年12月）してしまったため、真相の多くはいまだわからないままです。とはいえ、判明している情報からだけでも、瀬川医師の研究が倫理面でも手続き面でも違反だらけでずさんであったことが十分に裏付けられました。大きく報道されてもおかしくない不祥事でした。

研究に疑いの目を向けられるきっかけとなったのは、瀬川医師の一言でした。本人にとっては何気ない一言だったかもしれません。提訴に先立って代理人から送付していた質問状に対し、瀬川医師が書面で回答したのは２０１１年6月のことでした。そこには、男性がトゥレット症候群であるから投薬の副作用ではないという旨の記載がありました。両親にとって寝耳に水でした。男性がトゥレット症候群であると言われたのはそれが初めてのことであり、かかっていた時期に一切そのような説明がなかったからです。

さらには、「現行の保険診療のレベルでは自閉症に使用できる薬剤はドパミン遮断薬にとどまります。これは自閉症の真の治療としては適切ではなく、先に述べましたように症状の増悪《ぞうあく》につながります。同様な事はチック症、トゥレット症にも云えます。私共は厚労省研究班でドパ遮断薬を使用しないこと、少量Ｌ‐ＤＯＰＡを用いるべきことを明らかにしております。Ｌ‐ＤＯＰＡは現行の保険診療では適応外となりますが、保険の中で処方してきております。」とする回答がありました。

瀬川医師にとっては、保険診療で認められている薬剤は否定の対象で、少量Ｌ‐ＤＯＰＡ療法こそが「真の治療」だと考えていたことがわかります。両親は、ここで言及された厚労省研究班、つまり厚生労働科学研究に疑いの目を向けるようになりました。なぜならば、男性がトゥレット症候群とされているのであれば、その厚生労働科学研究に臨床データが勝手に使用されているのではないかと考えたからです。

瀬川医師が研究代表を務める「トゥレット症候群の診断、治療、予防に関する臨床的研究」は、２０１０年度から２０１２年度にかけて行われました。２０１０年度研究の配分総額は１５００万円[*1]、２０１１年度研究の配分総額は６３０万円[*2]、２０１２年度研究の配分総額は５０４万円[*3]でした。情報公開によると、以上は直接研究費のみの総額であり、それに加えて２０１１年度は１８９万円、２０１２年度は１５１万２千円の間接経費が計上されていました。２０１０年度研究の研究方法にはこのような説明がありました。「当クリニックに受診した281例を対象に臨床神経学的にTS諸症状発症の年齢依存性及び諸治療の開始年齢による効果の差に注目、これらをドパミン（DA）神経系の発達過程と対比、諸症状に関与するDA神経系の解明を行った。」（※TS＝トゥレット症候群のこと）

2012年3月、両親は厚生労働省に陳情し、瀬川医師の研究について調査するよう求めました。また、同年4月には、同研究に関連する文書が厚生労働省から開示されました。そこから浮かび上がってきた矛盾点や疑惑を両親は徹底的に追及しました。粘り強く厚生労働省に対する交渉を続けてきた結果、ある一定の結論が出されました。それは2019年5月のことであり、最初の陳情からは実に7年以上も経過していました。

担当部署であった厚生労働省健康局難病対策課は、両親の陳情を受けて何度も瀬川医師に対する調査を実施しました。その調査を通し、様々なことが明らかになりました。瀬川医師は、トゥレット症候群は広義のパーキンソン病症候群に入るのでL－DOPAは保険適用を受けていると説明していましたが、難病対策課が製薬メーカーと保険局（保険診療を取り扱う厚生労働省の部署）に確認した結果そのような事実はなかったと判明しました。また、瀬川医師は、L－DOPAは日本では保険適用外だが世界では通常使われているものであり、「通常の診療を超えた医療行為」にあたらないと説明していましたが、海外におけるL－DOPAの小児への使用は確認できず、そもそも海外での販売はない事実も判明しました。専門学会でも適切な治療法として認められていないことが確認されました。

厚生労働省の調査に対して、L‐DOPAの適用のあるパーキンソン症候群と診断した患者にのみL‐DOPAを投与したと瀬川医師は当初答えていたものの、何度も調査される中で撤回し、レセプト病名としてパーキンソン症候群をつけることで保険請求をしていたことを告白したようでした。瀬川医師は厚生労働省に対し「当院に来た全ての患者さんに少量L‐DOPAを使った」と認め、「目の前で困っている患者さんがいるのに少量L‐DOPAを使えば効き目があるのに、私はそれを人によって打つとか打たないとかいうことはしない」と説明したようでした。

この他にも、報告書本文に素人でも指摘できるようなミス（数値合計の誤り）が発覚したり、情報公開された会計資料に不可解な経理情報（例：研究報告書が提出された後に遺伝子解析ソフトの納品があった）があったり、とても世界的権威が実施したとは思えないほどずさんな研究でした。国立保健医療科学院によって実地調査も行われ、経理事務体制の不適切さが指摘されていました[*4]。

これはずさんで済む話ではなく、保険診療の不正であり、それを隠蔽するために行政庁の調査に対して虚偽の答弁を重ねたことはかなり悪質です。何よりも、決められた手順を無視し、騙す形で実施した人体実験そのものであり、子どもたちの命や健康をないがしろにした許しがたい行為と言えるでしょう。本人はその自覚がなかったかもしれませんが、私にとっては保険の不正よりもはるかに悪質だと思えます。

◤暴走する信念◢

瀬川医師は少量L－DOPA療法の提唱者でした。どうやら瀬川医師はこの療法を、あたかも万能の療法であるかのように信じ、「真の治療法」だと疑っていなかったことがうかがえます。もしもこの療法が、瀬川医師及びその信奉者が主張するとおりの素晴らしい療法であれば、様々な病気や障害に対する保険適応を取得し、世界に広がっていたことでしょう。しかし、その瀬川医師の思いとは裏腹に、世間では全く認められたものではありませんでした。海外ではもちろん、国内でもそのような研究をしているのは瀬川医師とその信奉者くらいでした。瀬川医師の研究で引用されている文献は、ほぼ自分の過去の研究でした。「世界では通常使われている」という虚勢と実態は著しくかい離していました。

厚生労働科学研究も、その多額の補助金目当てという側面もあったかもしれませんが、L－DOPA療法を提唱した自分の正しさを証明したい、世間にわからせたいという思いに固執していたことがうかがえます。もしも本当に効果があるのであれば、正当な手続きを踏んで正当な研究をし、正当な結果を出して世間を納得させれば済む話でした。ところが、彼は研究責任者、臨床研究機関の長、倫理審査委員会の設置者を全て兼任することで、倫理指針が守られているのかどうか誰も確認できないブラックボックスを作り出して研究を進めました。

厚生労働科学研究と聞けば、世間一般には厚生労働省が国として認める素晴らしい研究に違いないと誤解するかもしれませんが、実態はそれとはほど遠いものです。その報告書は査読（同分野の専門家による評価や検証）のある論文とは違い、国がその内容を保証するものでもありません。たとえ瀬川医師がＬ－ＤＯＰＡ療法には効果があると厚生労働科学研究で報告しても、それは単に個人の見解に過ぎないのです。

もちろん、厚生労働科学研究が全ていいかげんだと言いたいのではありません。中には、その研究内容が改めて査読付き学術雑誌に掲載されることもあります。また、新たな治療法が保険診療として認められるきっかけとなることもあります。ただ、審査が甘いために研究デザインがいいかげんなものも素通りしてしまうのです。

また、厚生労働科学研究は報道に取り上げられやすいという特徴があります。科学研究そのものについて良くわかっていない記者が、大した成果でもないものを凄そうに見せかけるＰＲだけがうまい研究者の主張を鵜呑みにし、よくわからないままに記事にするということが度々繰り返されています。特に精神科領域では、精神疾患が解明された、画期的な治療法が発見された、といかにも世紀の大発見のような調子で報道されることも多いのですが、もしもそれが本当ならすぐにでも臨床に取り入れられたりして精神医学の歴史を覆しそうなものですが、そんなことが起きたことはありません。

いずれにせよ、「厚生労働省」の名を冠した権威は、事情を知る同業者には通じないかもしれませんが、素人相手には効果が絶大です。実際、瀬川医師も質問への回答に「厚労省研究班」の名称を使用していましたが、いかにも厚生労働省から依頼されて厚生労働省と共に研究を進めているかのようなイメージを作り出すことができます。

しかし、瀬川医師の一厚生労働研究による見解が、あたかも国や世間が認めた事実であるかのように誤解される形で広がることには多大な問題があります。例えば、公益財団法人難病医学研究財団が運営する難病情報センターのホームページ上には、トゥレット症候群についての瀬川医師の厚生労働科学研究が紹介されていましたが、あたかもトゥレット症候群の治療に少量のL－DOPAの投与が効果的であるかのように記載されていたことが問題となりました。当該箇所は、厚生労働省からの指摘を受けて修正され、現在同ページには「治療法の記載内容の一部に誤解を招く表現がありましたので平成25年3月25日に修正いたしました。」と記載されています。[*1]

どうやら、瀬川医師は本当にL－DOPA療法が正しく、その素晴らしい治療で子どもたちを助けたいと思い込んでいた節があります。それは善意から来るものだったのかもしれません。しかし、その信念は非常に歪んだ形になって暴走していました。なぜならば、その信念は、法律や科学や倫理よりも上位となっていたからです。

信念が強いことは良いことです。しかし、自分の信念や正義を貫くためであれば、法律を破っても、他人を傷つけてもかまわないと考えるようになると危険です。そうなると良心が痛むこともなく、自分の過ちを認めることもできなくなってきます。一歩間違えると狂信的テロリストです。

声を上げたのは一つの家族でしたが、騙される形で瀬川医師の少量L－DOPA療法を受けた子どもたちは一体何百人、何千人いるのでしょうか。そして取り返しのつかない、でも証明が困難な健康被害を受けたのはどれだけに上るのでしょうか。瀬川医師亡き今、その全貌を解明したり、民事的な責任を追及したりするのは困難かもしれませんが、子どもを対象とした研究倫理の問題として国や学会で検証すべきです。

ちなみに、国は既存の医学系研究の倫理指針（２０１４年）と、ヒトゲノム・遺伝子解析研究の倫理指針（２０１３年）をそれぞれ見直して統合し、２０２１年3月23日に「人を対象とする生命科学・医学系研究に関する倫理指針」を発表しました。[*2] 新しい倫理指針は同年6月30日から施行され、研究倫理はますます厳しく問われるようになっています。それでも、再び子どもが不適切な研究の犠牲とならぬよう、絶えず監視する必要があるでしょう。

児童精神科医もどきの大量生産

瀬川医師の暴走は決して過去の問題ではありません。令和2年度厚生労働省母子保健指導者養成研修「子どもの心の診療医」指導医研修[*1]の中で、思わず目を疑う資料が出てきました。同研修は、公益社団法人母子保健推進会議を委託先とする、厚生労働省主催の研修であり、その対象は「地域の小児科医に伝達できる立場の小児科医」でした。その目的は「心に何らかの問題を持つ子どもへの対応が求められているが、子どもの心の問題は、虐待を受けている子どもの心、発達に障害を持つ子どもの心などによって対応も大きく変わる。今般は、虐待、小児心身症、発達障害に焦点を当て、最前線で対応されている方々を講師に、最新の情報、現場での対応について考える。」とされています。[*2]

その講師の一人が、瀬川医師を引継ぎ、医療法人社団昌仁醫修会瀬川記念小児神経学クリニックの理事長を務めている星野恭子医師でした。「チック・トゥレット症の臨床」と題した講義に使われたスライド[*3]でも、チックに対する治療の選択肢として極少量L－DOPA療法が紹介されていました。

ここで見過ごせなかったのは、「保険外適応使用であり、倫理委員会承認」と示しながら、すぐその下に「保険病名は『パーキンソン症候群』で可」と書かれてあったことでした。これは明らかに保険診療の不正を促す内容でした。すぐに私は厚生労働省保険局に連絡しました。チック・トゥレット症に対してL－DOPAが保険適応になったのか、あるいはパーキンソン症候群と保険病名を記載して保険診療にすることは許されるのか確認しました。返答はいずれもノーでした。

主催であった厚生労働省母子保健課に対してこの問題を指摘したところ、星野医師のところに情報が伝わったのか、ネットで閲覧できる講義資料がひっそりと差し替えられてしまいました（次ページ参照）。

星野医師は崇拝する瀬川医師のやり方をそのまま真似し、ウソの病名で保険請求していたのかもしれません。そうでなければ、他の医師に対する研修で「保険病名は『パーキンソン症候群』で可」などと堂々と伝えられるはずもないでしょう。不正を促すような誤った情報を発信したことを詫びることもなく、何事もなかったかのようにサイレント修正する姿勢には不信感が募ります。これはうっかりミスで済まされる問題ではありません。なぜならばこれは「子どもの心の診療医」指導医研修だからです。

発達障害者支援法が成立（２００４年12月10日）した直後の２００５年３月に招集された『子どもの心の診療医』の養成に関する検討会」が２００７年４月にまとめた報告書[*4]を基にし、これまでにも「子どもの心の診療医」が養成されてきました。その背景には、発達障害者支援法が成立したものの、それに対応できる医師の数が少ないために急遽養成しようという考えがありました。２００４年12月24日の少子化社会対策会議において、「子どもの心の健康に関する研修を受けている小児科医、精神科医（子どもの診療に関わる医師）の割合」を今後５年間で１００％とする目標が決定されたこと[*5]で、同検討会が立ち上がりました。

同検討会には、発達障害バブルを引き起こす原因を作った市川宏伸医師（日本児童青年精

◘ 指摘前(2021年4月23日アクセス)

② 極少量L-dopa療法(ドパストン散)

- ドパミン活性低下による受容体過感受性に対して
- 保険外適応使用であり、倫理委員会承認
- ドパストン散0.5mg/kg/日を1日2回
- 保険病名は「パーキンソン症候群」で可
- 処方量が驚異的に少ないので(体重20kgのこどもで10mg/日)

  乳糖やコーンスターチで賦形する
- 内服初期に、若干症状が増悪する例(10%程度)がある
- 効果は弱いが、強い症状の波がなくなるなど徐々に効果あり
- 長期にても内科的な副作用が少なく、内服しやすい
- 軽症例や幼児や低学年例では適していると考えている

◘ 指摘後(2021年5月7日アクセス)

② 極少量L-dopa療法(ドパストン散)

- ドパミン活性低下による受容体過感受性に対して
- 保険外適用であるため、自由診療の位置づけ
- 使用の際には、倫理委員会承認が必要

  また、本人および家族への説明、同意書等が必要
- ドパストン散0.5mg/kg/日を1日2回
- 処方量が驚異的に少ないので(体重20kgのこどもで10mg/日)乳糖やコーンスターチで賦形する
- 内服初期に、若干症状が増悪する例(10%程度)がある
- 効果は弱いが、強い症状の波がなくなるなど徐々に効果あり
- 長期にても内科的な副作用が少なく、内服しやすい
- 軽症例や幼児や低学年例では適していると考えている

神医学会理事長：当時）や、奥山眞紀子医師（国立成育医療センターこころの診療部部長：当時）など、国の施策に強い影響を与えてきた児童精神科医らが名を連ねていました。[*6]

私が当時から懸念していたのは、表面的な知識だけを下手に身に着けることで、安易なチェックリスト診断や短絡的な投薬に走るような、質の低い「児童精神科医もどき」が大量に生産されてしまうことでした。本当にまともな小児科医や児童精神科医は、除外診断の重要性を理解し、十分な検査無しに安易に診断を下そうとはせず、薬物治療のデメリットも熟知し、薬に頼る前にやれることをやろうとする姿勢を持っています。しばしば、児童精神科医が少ない、発達障害に対応できる医師が少ない、と言われていますが、それは不安を煽ってバブルを作り出し、不必要に子どもたちを受診に殺到させている人々にこそ責任がある話です。その解決策として、質の低い児童精神科医もどきを大量生産することは、バブルを拡大するだけであり、悪循環に陥ります。

最近は、児童精神科のみならず、小児科でも安易な診断や投薬（例：初診わずか数分でADHDと診断して投薬する）がなされているという被害報告が私のところにも寄せられています。ですから、やはり質の低い児童精神科もどきが量産されているのではないかという疑念が絶えませんでした。この度、星野医師の研修資料を見るにつけ、ますますその疑念は深まっています。

ネットワークという名の無責任体制

メンタルヘルス対策において、有識者がやたらと好んで使う言葉に「ネットワーク」「連携」が挙げられます。要するに、精神科とそれ以外の機関（他科の医療機関、保健所、児童相談所、学校、家庭など）を連携させるようにし、早期に精神科につなげる体制を構築するという発想です。しかし、私が何度も指摘してきたとおり、つなげる先の精神科がまともである保証などありません。

「『子どもの心の診療医』の養成に関する検討会」の報告書を受け、２００８年9月には「子どもの心の診療拠点病院の整備に関する有識者会議」が新たに招集されました。[*1]やはりそこでも存在感を放っていたのは奥山眞紀子医師でした。奥山医師は、主任研究者として厚生労働科学研究「子どもの心の診療に関する診療体制確保、専門的人材育成に関する研究」（H20~22年度）「子どもの心の診療拠点病院における診療とそのシステムの効果的あり方、および多職種人材育成に関する研究」（H23年度）を進めるなどし、子どもの心の診療医や拠点病院の確立に深く携わっていた人物です。[*2]

有識者会議の成果として、国立成育医療研究センターを中央拠点病院とし、地域における子どもの心の診療の中核となる拠点病院・機関を各地に設置し、地域の医療機関や諸機関と連携するネットワークが構築されました。国立成育医療研究センターのホームページ上に

「子どもの心の診療ネットワーク事業」のページが設けられ、「拠点病院・機関リスト」や「子どもの心の診療機関マップ」が作られました。[*3]

さて、このネットワークは子どもの心の問題にしっかりと対応できているのでしょうか。いくつかの事例を取り上げてみましょう。実は、このネットワーク事業に2009年4月より参加していた長崎県は2015年度に終了して脱退しました。[*4] 長崎大学病院、県立子ども医療センター、県精神医療センター、医療法人カメリア大村共立病院の4病院もが拠点病院になっていたにもかかわらず。105ページで触れた佐世保市高1同級生殺害事件で、主治医の一人であった宮田雄吾医師は大村共立病院の医師でした。宮田医師と児童相談所のやり取りは、連携など形式に過ぎないという惨状を明らかにしてしまいました。それが脱退理由になったのかどうかはわかりませんが、治療成果という点でも連携という点でも拠点病院が手本を示すことはできませんでした。

30ページ以下で取り上げた産業医科大の児童精神科医は、日本子ども虐待防止学会第21回学術集会（2015年11月20・21日）において「子どもの心の診療ネットワーク事業を活用した、児童養護施設への医療巡回相談の実態報告と今後の可能性について」という演題で共同演者としてポスター発表していました。[*5] 当時の肩書きは静岡県立こども病院こころの診療科となっていました。同病院は当時も現在も同ネットワーク事業の拠点病院です。立場を悪用して患者である子どもに性的虐待をするような児童精神科医が拠点病院にまぎれていたということです（同病院在籍時にも犯罪行為をしていたかどうかは不明ですが）。

一体ネットワークとは何でしょうか。本当のネットワークは、単に個々を線で結んで終わりではありません。それぞれが責任を持つことで初めて機能するネットワークが出来上がります。つなげる先に責任を持たず、専門家につなげるという機能しか果たさないのであれば、それは単なる丸投げ事業です。

大きな組織になればなるほど、一定数の不良分子が混じってしまうことは避けられないかもしれません。重要なのは、そのようなことを事前に想定しているのか、そして問題が発覚した場合にしっかりと対策を取れるかです。しかし、このネットワーク事業構築の立役者である奥山医師の態度を見る限り、拠点病院に犯罪者や質の低い専門家が存在することなど想定しておらず、いざそのような問題が発覚しても誰も何の責任も取らず、迅速な対応もしないのは明らかです。

２０２３年度より子ども家庭庁が発足するのに伴い、子どもの心の診療医も、子どもの心の診療機関も、そのネットワークもますます存在感を増すことになるでしょう。そして、国がお墨付きを出しているために、ますます人々は無条件に信用してしまうことでしょう。このままでは、子どもの被害は避けられません。

他人の虐待に厳しく、身内の虐待に甘い児童精神科医

今まで何度も登場してきた奥山眞紀子医師は、「子どもの心の診療医」の養成や「子どもの心の診療ネットワーク」の構築に携わってきただけではなく、児童虐待防止の権威中の権威でもあります。児童精神科の業界でも、児童虐待防止の業界でも、奥山医師の名を知らない人などいないほど大変著名な人物です。複数の厚生労働科学研究で主任研究を務め、国の審議会・検討会に度々招集されています（次ページ参照）。こども家庭庁設立のキーパーソンと言えるでしょう。ここ最近、ある問題に関連し、奥山医師の名前は業界内だけではなく世間一般にも知られるようになってきました。

それは、「乳幼児揺さぶられ症候群（Shaken Baby Syndrome: 通称ＳＢＳ）」を巡り、殺人罪や傷害罪に問われた親たちに相次いで無罪判決が言い渡されている問題です。関西テレビは、ＳＢＳ診断が冤罪を引き起こしている可能性をいち早く指摘し、ニュース番組やドキュメンタリーで検証報道を継続的に進めてきました。取材を進める中で診断基準や手引きに問題があることにたどり着き、その作成責任者である奥山医師を直撃しました。この一連の検証報道は、ＮＰＯ放送批評懇談会第57回（２０１９年度）ギャラクシー賞報道活動部門で入賞を果たしています。[*1]

同テレビのホームページには、「【特集】『３ｍ未満の落下』では生じない？……問われる

◆奥山眞紀子医師の成果

奥山医師が主任研究を務める厚生労働科学研究		
研究項目	期間	費用
児童虐待等の子どもの被害、及び子どもの問題行動の予防・介入・ケアに関する研究	2005～07年度	109,770,000円
発達障害者の新しい診断・治療法の開発に関する研究	2007～09年度	61,400,000円
子どもの心の診療に関する診療体制確保、専門的人材育成に関する研究	2008～10年度	84,000,000円
子どもの心の診療拠点病院における診療とそのシステムの効果的あり方、および多職種人材育成に関する研究	2011年度	10,000,000円
地方公共団体が行う子ども虐待事例の効果的な検証に関する研究	2015～17年度	10,226,000円

奥山眞紀子医師がメンバーとして参加した主な国の審議会・検討会	
審議会・検討会	期間・時期
社会保障審議会児童部会社会的養護のあり方に関する専門委員会	2003年5月～同年10月
社会保障審議会児童部会児童虐待等要保護事例の検証に関する専門委員会(第1～5次報告)	2004年10月～09年6月
「子どもの心の診療医」の養成に関する検討会	2005年3月～07年3月
子ども虐待対応の手引きの改正に関する検討会委員	2005年3月改正、 2009年3月改正、 2013年8月改正版
今後目指すべき児童の社会的養護体制に関する構想検討会	2007年2月～同年5月
社会保障審議会児童部会社会的養護専門委員会	2007年9月～19年8月
子どもの心の診拠点病院の整備に関する有識者会議	2008年9月～12年7月
児童虐待防止医療ネットワーク事業に関する検討会(座長)	2012年9月～14年3月
社会保障審議会児童虐待防止対策のあり方に関する専門委員会	2014年9月～15年8月
社会保障審議会新たな子ども家庭福祉のあり方に関する専門委員会	2015年9月～16年3月
新たな社会的養育の在り方に関する検討会(座長)	2016年6月～17年8月
子ども家庭福祉人材の専門性確保ワーキンググループ	2016年7月～17年12月
市区町村の支援業務のあり方に関する検討ワーキンググループ	2016年8月～17年3月
社会保障審議会 児童部会社会的養育専門委員会市町村・都道府県における子ども家庭相談支援体制の強化等に向けたワーキンググループ	2018年9月～同年12月
子どもの権利擁護に関するワーキングチーム	2019年12月～
子ども家庭福祉に関し専門的な知識・技術を必要とする支援を行う者の 資格の在り方その他資質の向上策に関するワーキンググループ	2020年9月～21年2月

〝揺さぶり虐待〟の診断基準　作成者『今は修正できない』」というタイトルで、奥山医師へ直撃取材した特集報道が2020年2月27日付でアップされています。[*2]その動画もリンク先のYouTubeで視聴することができます。

厚生労働省が児童相談所や市区町村向けに作成したマニュアル「子ども虐待対応の手引き（2013年8月改正版）[*3]」において、乳児に硬膜下血腫が生じた場合、「（親が）家庭内の転倒・転落だと訴えたとしても、必ずSBSを第一に考えなければならない」と明記されていることで、親の説明が嘘だとして聞き入れられない状況になっていることが、この特集報道で指摘されています。

※奥山医師は子ども虐待対応の手引きの改正に関する検討会委員及び執筆協力者

さらにこの特集報道は、奥山医師が主任研究者となった厚生労働科学研究によって作成された「子ども虐待対応・医学診断ガイド[*4]」において、「3徴候（硬膜下血腫・網膜出血・脳浮腫）がそろっていて、3m以上の高さからの落下事故でなければ、SBSである可能性は極めて高い」と書かれてある基準に医学的根拠があるのかを追及し、それを否定する子どもの脳の専門医のコメントを紹介しています。

特筆すべきは、このような手引きやガイドの問題を指摘した取材班に対する奥山医師の反応です。「……多くの方が（子どもを）保護されて、長期分離になっているんですよ。先生、そこは修正するなり見直さないといけないのでは？」と尋ねた取材班に対し、奥山医師は「いや、逆に帰されて亡くなっている子供も見てますから。どうしたら助けられるんですか、子供を！　子供助けてくださいよ、皆さん！」と感情的に反応していました。

もちろん奥山医師の言い分や、奥山医師から見た正しさというものはあるでしょう。しかし、自分が責任を持って作成したガイドや手引きによって悲劇が起きていることについて責任を感じているようには見えませんでした。奥山医師の考えを踏まえたら、子どもを助けるためであれば、たとえ冤罪であっても親の言い分に耳を傾けずに虐待を疑って保護をしろということになります。一見するとその理屈も正しいように思えるかもしれません。しかし、虐待だと断言する根拠となるＳＢＳの理論自体に問題があれば話は違ってきます。実は、奥山医師らがこのようなガイドや手引きを作成した頃には、既にＳＢＳの概念や理論そのものに対する疑念が様々な国で噴出し、十分な医学的根拠無く提唱された仮設に過ぎないという考えも広がってきていました。[*5]

私が疑問を持ったのは、奥山医師が理事長（当時）を務める日本虐待防止学会の姿勢でした。30ページ以下で説明したとおり、同学会会員である児童精神科医、Ｓ医師が逮捕されたのは２０２０年12月3日のことでした。それ以降、同学会のホームページを毎日閲覧し、いつ声明が発表されるのかを待ち続けていました。

ところが、一向に謝罪や声明は発表されず、その代わりに新たに発表されたのは「乳幼児頭部外傷／揺さぶられ症候群（ＡＨＴ／ＳＢＳ）をめぐる無罪判決と子どもの保護」という文書でした。[*6] それは、「無罪判決がなされたからといって、AHT／SBSを疑われる子どもについて、福祉的保護が必要でなくなるわけではありません。」という主張であり、奥山医師らの正当化のように聞こえる内容でした。

親の言い分にも耳を傾けずに虐待を疑えという同じ姿勢を身内に向けたら、決して会員S医師の児童虐待を見過ごせないはずです。子どもを守る大義名分があれば冤罪も辞さないという考えがあるのであれば、事実確認をするまでもなくS医師に厳しい対応をするのが筋のように思えます。ところが、同学会のホームページには、S医師が事件を起こしたことについて一切言及されませんでした。そこで、私が以下の質問状を奥山理事長宛てに送りました。

※公開質問状

令和3年1月4日
一般社団法人日本子ども虐待防止学会
理事長　奥山眞紀子　様

市民の人権擁護の会日本支部
代表世話役　米田倫康

（※連絡先略）

公開質問状

起訴された貴学会会員に対する処分と再発防止について

子どもの虐待防止を掲げ、社会全体で「子どもの権利」が保障されるようご尽力されている貴学会の活動に心から敬意を表します。

さて、ご存知の通り、貴学会会員である児童精神科医が患者の女子中学生にわいせつ行為をしたとして児童福祉法違反で逮捕（令和2年12月3日）され、後に起訴（同12月24日）されました。その児童精神科医は大学病院で思春期外来を担っており、主治医という立場を悪用して犯行に及んだとされています。

これは、子ども虐待防止に努め、被虐待児をケアする高度な専門性を有するはずの児童精神科医が、何らかの困難を抱えて受診した女子中学生に対し、自らの性欲を満たすためにその立場や専門性を悪用したという点において、非常に悪質です。

当該児童精神科医が所属している日本児童青年精神医学会は、逮捕された3日後の12月6日に「本学会会員の児童福祉法違反の疑いでの逮捕につきまして」と題する謝罪文を「すべての皆様」に向けて理事長名で発表し、迅速に対応しています。

一方、貴学会からはこの件について何ら言及されていないことを当会は憂慮しております。逮捕は即ち有罪と認められたわけではないため、少なくとも起訴されるまで声明の発表を見合わせていた可能性があるとして、当会はしばらく静観しておりました。ところが、起訴後も貴学会からは何らの声明もないため、この度公開質問状をお送りする次第です。

当会は、精神医療現場における人権の問題に取り組む市民団体です。特に近年は発達障害に関する啓発が進んで来たことから、多くの子どもたちが精神科にかかるようになっています。ところが、インフォームドコンセントなど無視された、不適切な診断や投薬は児童精神科の現場でもしばしば見られ、「子どもの権利」が侵害されていることを当会は懸念してきました。また、主治医という立場を悪用する性的虐待の問題もかねてより指摘し続けてきました。この度、これらの懸念が最悪の形で表に出てきたことに忸怩《じくじ》たる思いです。

貴学会は子ども虐待問題に携わる多職種の会員で構成されていますが、中でも児童精神科医は最も高度な専門性が求められる立場にあります。それだけに、本件は真摯に取り組まれている多くの関係者を裏切り、信用を失わせる重大な影響を与えています。そのため、本件に対する貴学会の対応は、学会や所属会員に対する世間の信用を左右することと思われます。少なくとも、事件発覚から1か月もの間何も公式に発表していない貴学会の姿勢からは、他者による子ども虐待には厳しく、身内による子ども虐待には甘いという印象を抱かずにはいられません。

児童精神科医である貴学会理事長は、子どもの権利が本当に保障されているのかが重要であることをしばしば強調されていますが、当会はその考えに完全に同意します。だからこそ、専門家に繋げることが目的となり、繋げた先の児童精神科で起きている子どもも虐待や権利侵害について目をつぶるような様々な施策（発達障害者支援、児童虐待防止対策、児童福祉施策、子どものメンタルヘルス対策など）の在り方に大きな疑問を抱いています。受け皿を整えない形式だけの子ども虐待防止施策が、より深刻な子ども虐待を作り出すことを懸念しております。

つきましては、子どもの虐待を防止するという社会的な目的を持ち、国の施策にも大きな影響を与えている団体として、本件についてどのように対応するのか確認するため、以下質問します。年始のご多忙の中恐縮ですが、この公開質問状を受け取り後2週間以内のご回答をお願いします。何卒よろしくお願いします。

記

一、貴学会会員である児童精神科医が児童福祉法違反で逮捕・起訴された件について、学会から謝罪や再発防止の声明を公式に発表する予定はあるのか。予定がないのであればその理由は何か。

二、虐待防止を掲げる専門学会の会員が、その専門性を悪用して子どもを性的虐待したという深刻な状況に対し、どのように再発防止をするのか。

三、貴学会定款に基づき、同会員に対して除名等の処分をする予定はあるのか。

以上

それに対する回答は以下のとおりでした。

1月4日付でお問い合わせいただきました件についてお返事申し上げます。

当学会所属の児童精神科医である会員が逮捕された旨の情報については、現在事実確認中です。仮に事実といたしますと、当学会定款に従い厳正に対応することになるものと考えております。まずはご連絡まで。

回答義務などない公開質問状に対し、奥山理事長の名で回答をいただけたこと自体については素直に評価できますし、感謝します。しかし、回答からは学会としての責任が全く感じられませんでした。問題ある人物を内々に処分して追放するだけでは何の解決にもならず、再発防止の役にすら立たないのは明らかでした。
その後、S医師は福岡地裁小倉支部で有罪判決を受け、控訴せず確定しましたが、S医師に対する学会の公式声明などは一切ありませんでした。そのため、新たな公開質問状を出しました。

令和3年11月22日
一般社団法人日本子ども虐待防止学会
理事長　奥山眞紀子　様

市民の人権擁護の会日本支部
代表世話役　米田倫康
(※連絡先略)

公開質問状
貴学会会員に対する処分と再発防止について

子どもの虐待防止を掲げ、社会全体で「子どもの権利」が保障されるようご尽力されている貴学会の活動に心から敬意を表します。また、令和3年1月4日付の当会による公開質問状「起訴された貴学会会員に対する処分と再発防止について」にご回答いただき、感謝いたします。

さて、前回の質問（一、貴学会会員である児童精神科医が児童福祉法違反で逮捕・起訴された件について、学会から謝罪や再発防止の声明を公式に発表する予定はあるのか。予定がないのであればその理由は何か。二、虐待防止を掲げる専門学会の会員が、その専門性を悪用して子どもを性的虐待したという深刻な状況に対し、どのように再発防止をするのか。三、貴学会定款に基づき、同会員に対して除名等の処分をする予定はあるのか。）に対し、「当学会所属の児童精神科医である会員が逮捕された旨の情報については、現在事実確認中です。仮に事実といたしますと、当学会定款に従い厳正に対応するものと考えております。」とご回答いただきましたが、同児童精神科医に対する有罪判決（2021年9月22日福岡地裁小倉支部、懲役3年執行猶予4年、その後確定）が下されてから2か月が経過しましたので改めて公開質問状を送付いたします。

当会は、貴学会が冤罪防止のために十分な事実関係を調査してから処分するものだと好意的に解釈しておりましたが、有罪確定後も何らの声明も発表されない貴会の姿勢に戸惑いを覚えております。対照的に、同児童精神科医が所属していた日本児童青年精神医学会は、逮捕直後から公式声明を発表して謝罪し、さらには判決前には既に除名処分を決定して公式声明を同学会ホームページにも掲載しています。同児童精神科医は公判を通して早々に事実を認めていたため、「事実確認」も「厳正な対応」も早期に可能だったことがうかがえます。

子ども虐待は必ずしも家庭のみで起きているわけではなく、児童精神科医や児童相談所職員、専門里親など、虐待防止に携わる関係者が加害者になる事件も頻発しており、専門家や専門資格に対する信頼が大きく揺らいでいます。だからこそ、子どもの虐待を防止するという社会的な目的を持ち、国の施策にも大きな影響を与えている団体である貴学会が、身内の会員が起こした性的虐待問題に真摯に向き合い、単なる除名処分で個人の資質の問題として終わらせるのではなく、どのように再発防止できるのかを打ち出すことは大変重要であると思われます。

特に、同児童精神科医は、子どもの心の診療ネットワーク推進事業における拠点病院であった静岡県立こども病院こころの診療科在籍時の２０１５年、貴学会第21回学術集会にいがた大会において、「子どもの心の診療ネットワーク事業を活用した、児童養護施設への医療巡回相談の実態報告と今後の可能性について」と題するポスター発表をしています。

子ども庁創設や子ども基本法制定に向けて気運が高まる中、専門家の質を高めることは必要不可欠です。なぜ専門資格を持った専門家による子ども虐待が相次いでいるのか、なぜそのような資質に欠ける専門家が拠点病院に在籍したり、大学病院の思春期外来の医長を務めたりすることを防げなかったのかについて明確にする必要があります。責任ある学会が根本的な解決に向けて動かない限り、同様の事件が相次ぐことは明白です。

当会は、精神医療現場における人権の問題に取り組む市民団体です。特に、この数年は精神科医による患者に対する性暴力の問題を重点的に取り扱ってきました。国や国会議員に対して繰り返し提言してきた結果、ようやく医道審議会医道分科会においてわいせつ医師に対する処分の在り方が議論されるようになっています。今回の事件は我々が危惧してきた典型的な事例であり、決してこのまま黙殺されるべきではないと考えております。

本件に関し、貴学会は何ら公式声明や謝罪を表明しないという姿勢を貫いていますが、それによって一般会員はもちろん、学会運営に携わる理事すらも本件について把握されていない可能性があるとして、参考までに本公開質問状の写しを理事各位にも送付しました。

つきましては、本件についてどのように対応するのか改めて確認するため、以下質問します。学術大会が間近に迫りご多忙の中恐縮ですが、この公開質問状を受け取り後2週間以内のご回答をお願いいたします。何卒よろしくお願いいたします。

記

一、貴学会会員である児童精神科医が児童福祉法違反で有罪確定した件について、なぜ学会から謝罪や再発防止の声明を公式に発表しないのか。

二、虐待防止を掲げる専門学会の会員が、その専門性を悪用して子どもを性的虐待したという深刻な状況に対し、どのように再発防止をするのか。

三、貴学会定款に基づいて同会員に対する処分を決定したのか。まだであればいつするのか。また、その処分について会員にどのように伝えるのか。

以上

それに対し、奥山医師から交代した新たな理事長名で回答がきました（次ページ参照）。気になったのは「当該事件については報道された以上の情報を認知しておりません」という回答です。実際に公判を傍聴した人から確認したのですが、報道されたのはごく一部の情報でしかありません。報道以上の情報を知らないということは、本人には処分を一方的に通知したのみで、何ら聞き取りや事実関係の確認をしていなかったことがうかがえます。少なくとも、報道以上の情報無しに、どうやって「当該会員が当学会会員である地位を利用して犯行に及んだというような情報」を確認できるのでしょうか。本人にも事情を確認しないようであれば、そのような情報に接しないのも当たり前です。

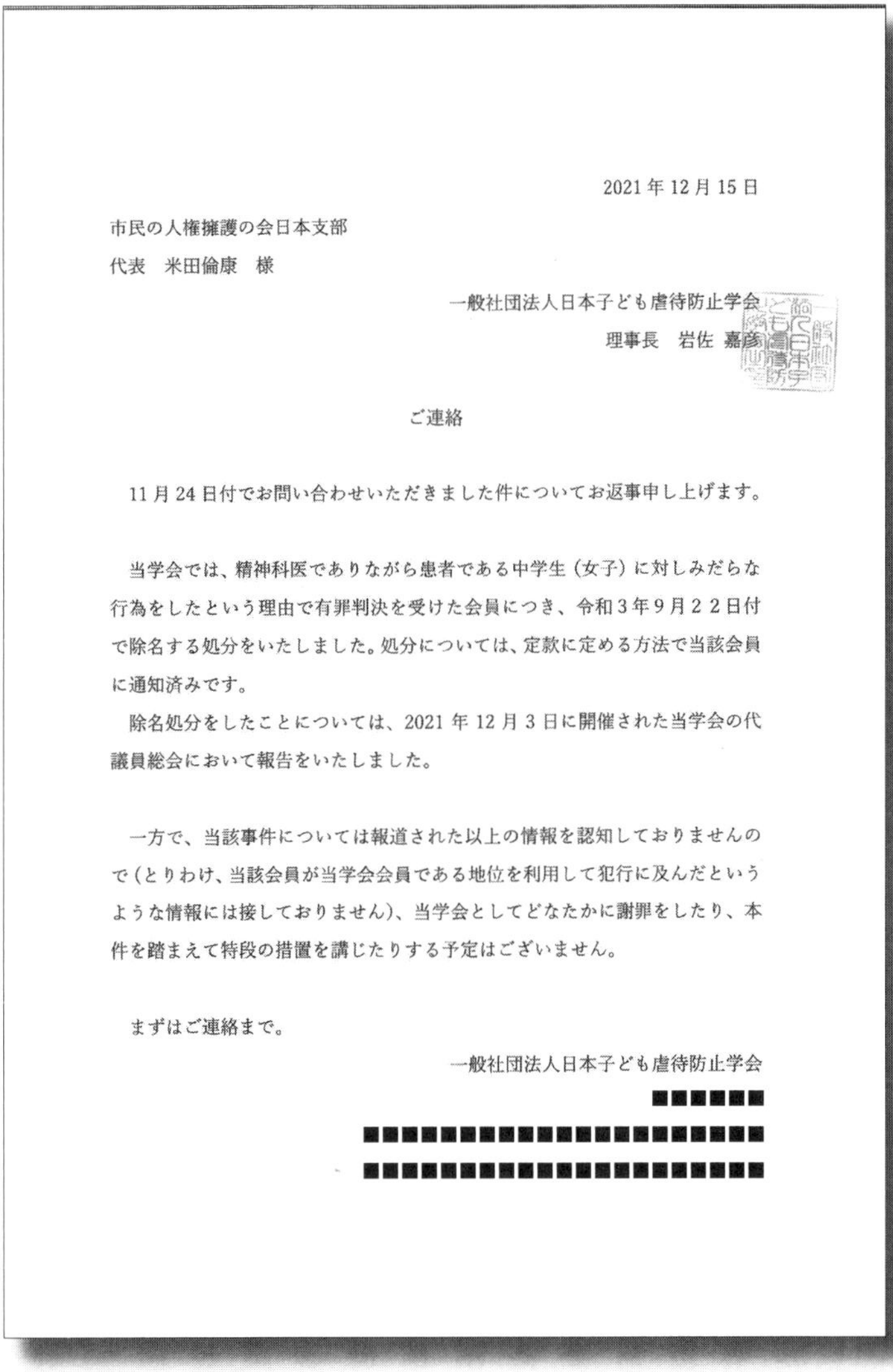

2021年12月15日

市民の人権擁護の会日本支部

代表　米田倫康　様

一般社団法人日本子ども虐待防止学会

理事長　岩佐　嘉彦

ご連絡

11月24日付でお問い合わせいただきました件についてお返事申し上げます。

当学会では、精神科医でありながら患者である中学生（女子）に対しみだらな行為をしたという理由で有罪判決を受けた会員につき、令和3年9月22日付で除名する処分をいたしました。処分については、定款に定める方法で当該会員に通知済みです。

除名処分をしたことについては、2021年12月3日に開催された当学会の代議員総会において報告をいたしました。

一方で、当該事件については報道された以上の情報を認知しておりませんので（とりわけ、当該会員が当学会会員である地位を利用して犯行に及んだというような情報には接しておりません）、当学会としてどなたかに謝罪をしたり、本件を踏まえて特段の措置を講じたりする予定はございません。

まずはご連絡まで。

一般社団法人日本子ども虐待防止学会

[redacted]

自分たちから積極的に事実関係を確認しなければ、当然謝罪する必要性も措置を講じたりする必要性も出てこないでしょう。少なくとも、処分に当たって本人に釈明や弁明に機会を与えたり、あるいは重大な問題として当事者である本人に事情聴取したりすれば「報道された以上の情報を認知しておりません」という言葉が出てくるはずもありません。

しかし、その姿勢でいいのでしょうか。子どもの虐待を防止するという社会的な使命を持った団体であれば、少なくとも事実確認くらいはすると思われるのですが、どうやら同学会は本件について報道以上の事実確認をする必要性も責任も無いと考えているようです。

どんな団体おいても、一部の不届き者が問題を起こすということはあり得る話です。ですから、この会員であった児童精神科医が事件を起こしたとしても、直ちにそのすべてを所属する学会の責任にするつもりはありません。重要なのは、身内が不祥事を起こした時の姿勢です。

同学会は、その名称どおり子ども虐待防止を目的とし、2021年度の学術大会のスローガンは「誰ひとり取り残さない」です。身内の不祥事を検証し、再発防止に努めることがそれらにかなうと思われますが、それは一切しないようです。今後も、身内である学会関係者がまさに子ども虐待を起こしたとしても、報道されるだけのごく表面的な事実確認だけで終わらせ、一方的に処分し、公には明かさず、学会としての責任は無いと判断して手打ちにするのでしょうか。

第3章

作られたイメージと本当の姿

◤精神医学のマーケティング化◣

子どものメンタルヘルス問題を取り上げると、必ず出てくる声があります。それは、児童精神科医が足りないから増やせという声です。実際、児童精神科はどこも予約がいっぱいです。初診の予約が数ヶ月待ちというのは当たり前のようです。この状況に対して、もっと診療報酬や予算を手厚くし、児童精神科に関わる人材を増やそうとする動きがあちこちで起きています。

現場がパンクしている原因を児童精神科医の不足によるものだとみなし、短絡的に増やそうとする考えに私は大きな疑問を抱いています。なぜならば、パンクする原因を作ったのは、一部の児童精神科医とそれに乗っかった関係者だからです。発達障害に関する不安と幻想を煽り立て、不自然で不必要な需要を作り出し、発達障害バブルを招いたのは児童精神医学に関わる業界そのものです。

ちょっとした擦り傷くらいで救急車を呼ぶ人が増えたために救急搬送が回らないという事態が生じた場合、救急車の台数を増やすことよりもやるべきことがあるでしょう。それと同じです。何でもかんでも発達障害に結びつけ、ちょっとしたことですぐに受診を勧めるような人々が増えた背景には、そのように煽っている人がいるからです。何よりも先にそこを正す必要があると私は考えるのですが、それに向き合う人はほとんどいません。

精神医学がマーケティング化することで、「需要を作り出す」という要素が加わったことが悲劇の始まりです。マーケティングの本質とは、単に宣伝することではありません。購買意欲を駆り立てて需要を作り出した上で宣伝、販売することです。ファッションにせよ、飲食物にせよ、流行の裏には仕掛け人がいます。流行とはしばしば作られたものであり、需要が人為的に作られるというのも世の常です。

経済活動が基盤となる社会において営利の鍵となるマーケティングは不可欠であり、それ自体が否定されるものではありません。しかし、インターネットと同様、使う人の意図によって良くも悪くも大きな影響力を与えるものです。マーケティングの手法が素晴らしく、特定の人々に巨大な利益をもたらしたとしても、それがその他の人々にとって悪夢となることもあります。

純粋なマーケティングという主題から見た場合、2000年前後から日本で本格的に展開されてきた精神医療業界のマーケティング手法やその成果は目を見張るものがあります。卓越した成功例として後世に長く伝えられてもおかしくないほどです。なぜならば、需要が無いどころか忌み嫌われていたものを売り込むことに成功したからです。無名のタレントを育てて売れっ子にするよりも、不祥事を起こして悪評だらけのタレントを売れっ子にすることの困難さを考えたら、いかにそれがすごいことなのか理解できるでしょう。

1990年代半ば、精神科に対する日本人の好感度は地を這う状態でした。業界自らが作り出した差別や偏見に加え、精神病院での不祥事が相次いでいたからです。そこに、ソフトなイメージのメンタルクリニックをあちこち開業させると同時に、「うつ病」のイメージを一新させるキャンペーンが展開されました。新型抗うつ薬が１９９９年以降日本でも承認されたことで、それを売り込みたい製薬業界と、敷居を下げて受診者を増やしたい精神医療業界の思惑が一致したのです。

特に、外資系製薬企業のマーケティング調査は徹底していました。精神的な問題で薬を飲むことに抵抗のある日本人に対し、抗うつ薬を売り出すことが困難であることは事前にわかっていました。そこで、日本人の持つうつ病のイメージを一新させることで需要を作り出す戦略が取られました。うつ病を精神的な病気とするのではなく、脳の病気であると刷り込ませました。そのイメージを強化するために、神経伝達物質が不足することでうつ病になると思わせるような図を用いました。そして、薬を飲むことで神経伝達物質の分泌が正常化するイメージを前面に出し、気軽な受診と服薬によってうつ病は治るという希望を人々に持たせました。その際に「うつは心の風邪」という巧みなキャッチフレーズも用いられました。[*1・2]

これらは、必ずしも科学的、倫理的に正しい手法ではありませんでしたが、マーケティングとしてはこの上なく正しい手法でした。マーケティングの世界では、どれだけ購買意欲を駆り立てる「イメージ」を作り出せるかが勝負だからです。重要なのは実態ではなく作られたイメージです。要するに、科学的事実ではなく、作られたイメージが人々の考えを変え、購買意欲ならぬ受診行動を駆り立てたのです。

このマーケティング戦略において重要な役割を果たしたのが、前章でも説明したチェックリストでした。チェックリストはあくまでも診断の指標の一部であり、拡大解釈されることがないよう慎重な使用が求められものです。ところが、そのチェックリストを都合良く切り取り、広告のキャッチコピーとして使用するようなことが横行してしまいました。

広告のキャッチコピーは、宣伝する商品の購買意欲を高めるために効果的に用いられますが、精神医療業界、製薬業界が宣伝、広告を通して売り込んだのは「疾病」でした。特に、承認されたばかりの新薬の適応症であったうつ病、統合失調症、双極性障害、ADHDが主な宣伝対象でした。宣伝や広告を受け取った消費者は、そのチェックリスト方式のコピーが自分に当てはまることで不安に駆られたり、罹患していると思い込んだりすることで、受診行動に結びつきました。

さらには、その手法は本来中立であるはずの政府広報にも広がりました。なぜならば、精神医療業界は自殺＝うつ病、自殺予防＝うつ病治療という「イメージ」を政府に刷り込むことに成功したからです。2001年12月に厚生労働省が発表した「職場における自殺の予防と対応」（労働者の自殺予防マニュアル）は、ストレートに「精神科医を受診しよう」というメッセージを前面に打ち出す内容でした。[*3] 2002年12月に発表された、自殺防止対策有識者懇談会による「自殺予防に向けての提言」は、その大半がうつ病対策に偏重した内容でした。[*4]

それ以降も、自殺防止を名目に精神科受診を呼びかける政府広報がどんどん増えていきました。その究極系とも言えるキャンペーンが展開されたのは２０１０年のことでした。「お父さん、眠れてる？」というキャッチコピーで、ストレートに受診を呼びかける内容のポスターが全国的に貼り出され、テレビやインターネットでＣＭも流れました。[*5] これらは、精神医療業界や製薬業界ではなく、内閣府が作成したものでした。

うつ病は自殺の主な原因である→不眠はうつ病の徴候である→眠れていない人を治療に結びつけたら自殺が減るという論法を根拠にこの「睡眠キャンペーン」と命名されたキャンペーンが展開されたのですが、これには様々な問題がありました。その論法の根拠の乏しさを指摘する声も上がりましたが、[*6] 何よりも受診したところで適切な治療に結びつくとは限らない現実が完全に無視されていました。少なくとも、その当時は向精神薬の不適切処方（多剤大量処方、睡眠薬の長期漫然処方）に対して何ら対策も取られていませんでした。

モデル地域となった富士市や静岡県では、むしろこのキャンペーンが取り入れられてから自殺者が増加していましたが、その事実は無視され、精神科受診に結びついた人数の増加が「成果」として評価されていたのです。お役所仕事は、しばしば目的と手段が入れ替わってしまいます。本来の目的に基づいた成果を出すことよりも、やった感を出す方が重要だとみなされてしまうからです。ただ、さすがにこのキャンペーンには各方面から苦情が来たのか、全国展開はほぼ単発で終わりました。

さて、このように精神医学がマーケティング化し、製薬企業や政府をバックにつけて需要を喚起するという現象は日本に限ったことではありません。先行国はアメリカであり、それが国際的な潮流となり、日本にはうつ病キャンペーンを契機に一気に広がったという構図です。

精神疾患の原因を特定することもできず、それゆえに科学的な診断手法も持たなかった精神医療業界は、最良とは言えないものの、非科学的であるというそしりを免れる程度には役に立つ診断手法に1980年代から切り替えていきました。それは、症状をチェックリスト式に当てはめることで診断するという手法でした。操作的診断手法と呼ばれるその手法を真っ先に導入したのがアメリカ精神医学会でした。

チェックリスト方式であることは、原因を特定せずに表面上の徴候から判断することを意味します。発熱の原因が多岐に渡るように、同じ症状を示したとしても原因が同一とは限りません。操作的診断手法の手順には、チェックリストに当てはまったとしても、別の原因によるものかどうかを確かめて除外するステップがありますが、それではやはり不十分です。本当の意味で「正しい」診断を導ける手法ではありません。しかし、それでも導入する理由はありました。

同一患者に対する診断が医師ごとにことごとくバラバラであった場合、非科学的であるというそしりは免れません。それでは研究すらもままならないでしょう。その点、操作的診断手法を導入することで、医師間の診断の一致率が高くなるというメリットがありました。ただし、これは必ずしも診断の正しさを意味するわけではなりません。全員が同じ過ちをした場合、一致率は100%でも誤診率100%となります。

診断のバラつき具合は改善されたものの、チェックリストの内容自体に客観性が欠けるため、どうしても最終的な判断は主観になります。そのため、一致率が以前よりは多少高くなっただけで、医師ごとに診断がバラバラという本質は依然として変わりません。つまり、精神科診断には絶対的正しさがあるわけではなく、一つの診断が絶対的な根拠であるかのように使われるのは明確な誤りです。しかし、現実には操作的診断手法の限界やデメリットが考慮されないまま、その能力を超えて使われるようになっています。

科学的な診断が不可能という現実を目の前にして、操作的診断手法の導入は、それでも科学に近付けるよう努力し続けるのか、科学的に見せかける方向性に努力を持っていくのかの分岐点になりました。チェックリストや操作的診断の限界、危うさを常に念頭に置き、安易な診断を戒める前者の精神科医もいましたが、大半は後者に流れてしまったようです。というのも、「権威」と呼ばれる精神科医たちが積極的にそのような方向性に先導したからです。[*7]

そもそも、チェックリストという形式そのものが科学よりもマーケティングやエンターテインメントとの親和性が高く、誤用、濫用されやすい特徴があります。精神医学会の権威は積極的にテレビ番組や新聞記事に登場し、大衆にわかりやすく改変したり一部を切り取ったりしたチェックリストを掲げ、該当する人々に受診を促すという形で疾病やチェックリストを売り込みました。それはもはや科学ではなくマーケティングやエンターテインメントの世界でした。チェックリストの安易な使用を咎《とが》める声はほとんどかき消されてしまいました。

このような経緯で精神医学のマーケティング化はどんどんと進んでいきました。その本場であるアメリカでは、精神医学の露骨なマーケティング化が社会問題になりました。その姿勢は、EBM（evidence based medicine：根拠に基づいた医療）ならぬ、MBM（marketing based medicine：マーケティングに基づいた医療）という表現で皮肉られるようになりました。*8

その本流からの直撃を受けて日本の精神医学もマーケティング化していきました。

作られた発達障害のイメージ

日本において、うつ病を「脳の病気」とするイメージで売り込んだマーケティングキャンペーンは大成功を収めました。イメージがあたかも事実であるかのように人々に受け取られ、一気に広がりました。「うつは心の風邪」というキャッチコピーは人々に刺さり、精神科を気軽に受診するものだとする風潮を作り出しました。精神医療業界は、利害の一致した製薬業界と共に、大衆に対しソフトなイメージを広げていきました。

一方で、精神医療業界は政府に対してはソフト路線ではなく、「うつ病」＝「自殺」という深刻なイメージを徹底的に売り込みました。うつ病は自殺の主な原因であり、うつ病を治療しないことこそが国民のメンタルヘルスを蝕《むしば》んでいるという主張で、精神科の早期受診、早期治療こそが解決策であると売り込みました。それは、１９９８年以降自殺者が急増し、何らかの対策を打つ必要のあった政府にとって渡りに船でした。

自殺対策という大義名分を手に入れることで政府を巻き込むことに成功した精神医療業界は、もはや製薬業界の力を借りずとも、自分たちの地位やイメージを向上できるようになりました。特に、自殺予防を含めたメンタルヘルス対策に必要不可欠な存在として、政府を通して市民にアピールできるようになりました。言い方を変えると、それまで製薬企業が主なスポンサーだったところに、それ以上に強力な政府という存在がスポンサーについたということになります。政府広報は無料であるばかりか、信頼性という点においては民間の宣伝、広告とは比較になりません。

営利企業の宣伝、広告には多少の懐疑的な目も向けられますが、政府広報であれば無条件に信じられてしまうでしょう。お上のお墨付きを得られたことで、単なる一つの仮説を拠り所にした「イメージ」が、科学的に証明された事実であるかのように人々の目に映るようになってしまいました。この成功体験に味を占めた精神医療業界は、同様に製薬業界と政府の両輪をスポンサーにつけるような形で、うつ病以外も売り込むようになりました。

その中で最も成功したのは発達障害です。発達障害もうつ病同様、仮説に基づいたイメージをあたかも事実であるかのように誤認させる啓発手段が展開されていきました。そこで採用された発達障害の基本的イメージとは「先天的な脳の障害」というものでした。つまり、生まれつきの障害であるために治るものではなく、本人の努力や子育てでどうにかなるものではないと受け止められるようなイメージでした。

発達障害の本格的な売り出しのきっかけは、前述したとおり文部科学省の全国調査[*1]と、それを基に発表された「今後の特別支援教育のあり方について」（中間まとめの公表は2002年10月）でした。[*2] そこでは、ＬＤ（学習障害）、ＡＤＨＤ、高機能自閉症の3つが取り上げられました。ＡＤＨＤと高機能自閉症の定義が示され「中枢神経系に何らかの要因による機能不全があると推定される」と記述されました。学習障害については、以前の文部省の報告書（「学習障害児に対する指導について（報告）」１９９９年7月[*3]）で既に定義され、「中枢神経系に何らかの機能障害があると推定される」と記述されていました。

その後、発達障害者支援法（２００4年12月成立）において、発達障害は「自閉症、アスペルガー症候群その他の広汎性発達障害、学習障害、注意欠陥多動性障害その他これに類する脳機能の障害であってその症状が通常低年齢において発現するもの」と定義されました。[*4] ここでは、推定されるという文言すらなく、脳機能の障害と断定する表現が定義として採用されてしまいました。科学的ではなく政治的プロセスを経て決定されたことが注目すべきポイントです。

発達障害者支援法案が国会でどのように審議されたのか、議事録を読めばよくわかります。内科医であり、自閉症の子どもを抱える親として同法成立に強く関わった福島豊衆議院議員（当時）は、立法者の立場から以下のように答弁しています。

様々な、どこが障害されているのかということについては諸説があります。その諸説はいまだ仮説であると、この指摘は多分正しいと思います。ただ、裏返して考えると、こうした様々な行動上の特性でありますとか、例えばコミュニケーション上の障害とか、こういうのが表れてくるのは、その人が例えば親の育て方がこうだったからこうなったんですよということではないと。この本法案で脳機能の障害であるということを条文上書いたのは、裏返して言うと、そういう後天的な育て方であるとかなんとかというようななことでそうなっているのではなくて、むしろその本来の脳の機能の障害、まあこれは特定をされるに至ってはおりませんけれども、傍証は様々に出てきておりますけれども、そういうものに由来するものであるからこそ、そうしたことに早く気付き、支援をすることが大切であると、そういう観点からこの定義のところではこのような表現をしたわけであります。」

（第161回国会参議院内閣委員会平成16年12月1日議事録より）*5

まさにこれは「科学」ではなく「イメージ」を押し出したものでした。確かに、これは親への配慮という側面もありました。実際、育て方に問題があると周囲に責められてきた親たちの声は切実でした。脳機能の障害だという認識が広がれば、理不尽に責められる機会も減るだろうと考えるのも理解できます。しかし、それは別の問題を生み出すことになりました。

そもそも「脳機能の障害」という表現自体が理解し難く、誤解を招きます。実際、同法成立直後に招集された「発達障害者支援に係る検討会」においても、脳機能の障害という言葉を巡って議論がありました。２００５年1月18日に開催された第一回検討会では、脳機能の障害について、「一般の方からいうと何かわかりにくい言葉ではあるんですね」「専門家はわかって使っているということもあるんですが、本当にわかっているのかといいますと、いや難しいですね」とする座長の発言があり、それぞれの委員にわかりやすい説明を求めるくだりがありました。[*6]

専門家である委員たちからは、脳機能の障害について、必ずしも脳の器質的な障害（検査等によって何らかの異変が確認できるもの）を意味するのではないという点については意見が一致していたものの、機能の障害が何を意味するものかという説明に関しては具体性に欠けました。「客観性や透明性は強調しすぎない方がいい」と発言する委員もいました。気になったのは、委員であった市川宏伸医師の「脳器質的なものは当然のことという前提で、考えた方がいい」という発言です。それに対する別の委員の「やっぱりまた暗黙の前提があったんですか」という発言も印象的です。

要するに、機能の障害と捉える中で、その根底には現在の技術では特定できない脳器質の問題が必ずあるはずだという考えです。これはまさに生物学的精神医学的考えです。精神疾患（発達障害を含む）の原因は脳にあるはずだ、という仮説が生物学的精神医学の基本であり、それに基づいて様々な研究がなされてきました。しかし、いまだ一つとして原因が特定されていないのが現実であり、本当にその仮説が正しいのかどうかもわかっていません。

「脳機能の障害」という文言の裏に、脳器質的なものは当然とする「暗黙の前提」があるのであれば、表向きは機能の問題だとしながらも脳そのものに問題があるという「イメージ」を作り出すことになります。発達障害者支援法案が審議される中、科学的に証明されていない「脳機能の障害」が法律上の定義として断定的に用いられることについて反対する意見が複数ありましたが、それでもゴリ押しされた背景には、「事実」よりも「イメージ」を広げたい一部の人々の思惑があったと言わざるを得ません。

一生治らないという呪縛

発達障害者支援法による発達障害の定義付けの後も、一部の専門家たちは発達障害を「先天的な脳障害」と人々が受け取るようなイメージを普及していきました。政府広報もそうです。たとえば、厚生労働省が２０１０年９月に開設した「みんなのメンタルヘルス総合サイト」において、「発達障害はいくつかのタイプに分類されており……これらは、生まれつき脳の一部の機能に問題があるという点が共通しています」と説明されていました[*1]。

余談ですが、このサイトの記述に問題があると私が拙著『発達障害のウソ』（2020年）[*2]で指摘した後、なぜか「生まれつき脳の一部の機能に問題がある」という箇所は「生まれつき脳の働き方に違いがある」と修正されていました。修正のタイミング自体は単なる偶然かもしれませんが、同サイトに限らず、発達障害に関する説明で「障害」「問題」「機能障害」「機能不全」というスティグマ的な表現が「特性」「働き方の違い」「多様性」と最近になって言い換えられる傾向を感じています。

さて、それを障害と呼ぼうが特性と呼ぼうが、本当に脳に原因があるのでしょうか。私の個人的な意見を述べると、発達障害と言われているものの中には、実際に「先天的な脳の器質の問題」が原因で症状を示しているケースはあるだろうと考えます。将来的に、一部にそのような原因が特定され、客観的な診断もできるようになることも歓迎します。しかし、それは生物学的精神医学の前提となる、精神疾患（及び発達障害）の原因は脳にあるという仮説を支持するという意味ではありません。

うつ病も統合失調症も発達障害も、病理学的には正式な病気（疾患）というよりも症候群です。つまり、原因が特定されてはいないが共通の特徴的な症状を示す患者が多い場合に、その集まりに対して便宜的につけられた名称ということです。その時点では単一の原因によるものなのか、複数の異なる原因によるものなのか不明です。もしも単一の原因が特定された場合、その症候群は正式な疾患と格上げされます。複数の異なる原因の集まりである場合、そのうち原因が特定されたものはそれぞれ別の疾患として区別され、その症候群から除外されるのですが、残ったものは依然として原因不明の症候群です。

精神科領域においては、それまで精神疾患扱いされていたものが、原因が判明することによってそのカテゴリーから除外されるということが起こり得ます。たとえば、2007年に特定された脳炎（抗NMDA受容体抗体脳炎）は、解明される前までは統合失調症と分類され精神科の対象でした。今や脳神経内科で治療すべき正式な疾患となっています。*3

実は、発達障害から実質的に除外されたものもあります。日本の法律用語である「発達障害」のカテゴリーに入っているレット症候群（レット障害）も、原因が不明だった時期には自閉症の近縁と分類されていましたが、遺伝子性の疾患として原因が特定されたことでその分類から外れ（2013年に発表されたDSM-5、2018年に発表されたICD-11から分類が変更）、精神科領域からほぼ除外されています。*4

つまり、現在精神疾患（発達障害）と考えられているものは、複数の異なる原因によるものがごちゃまぜに同一視されている可能性が高く、その中には本来は精神科で取り扱うべきではないもの、適切な身体的治療によって治療可能なものも混ざってしまっていると考えられるのです。梅毒も、進行すると精神症状を示すことから、かつては精神科で取り扱われていました。[*5]

現在の精神科治療の基本は対症療法です。特に薬物療法は100％そうです。精神症状を抑えることしかできず、根本的な治療はできません。精神症状を引き起こしている本当の原因があるのであれば、適切な診療科でそれに対する適切な治療を受けることが重要なのは言うまでもないでしょう。逆に、本当の原因が見過ごされ、精神症状があるという理由でずっと精神科で治療を受けている限り、治ることはないでしょう。

さらに議論をおかしくさせているのは、「発達障害」というカテゴリーの乱暴さです。発達障害とは、様々な障害（disorder）をひとまとめにした総称です。発達障害という言葉を用いたとしても、それが知的障害を伴う重度な自閉症を指すのか、成長に伴って症状が消失される程度の軽いＡＤＨＤを指すのかわかりません。話し手と受け手のイメージが同じとは限りません。行政用語の「発達障害」には、先ほど説明したレット症候群がいまだに含まれたままであり、何でもひとまとめに扱うことは様々な混乱や誤解を招きかねません。

さて、このような状況の中、発達障害全てを「先天的な脳障害」とするイメージが広がったらどうなるでしょうか。これは、子育てやしつけの問題だと理不尽に責められていた親を救ったかもしれませんが、「一生治らない」という呪縛のようなイメージが広がることで、多くの当事者と家族の希望を失わせました。ちょっとした多動の子、ちょっとこだわりが強い程度の子までもが、一生治らない脳の病気なんだと思い込んで絶望しました。また、このようなイメージは発達障害が治ったと主張する人々に対する攻撃を引き起こしました。

この「イメージ」は部分的に真実かもしれません。しかし、あくまでも作られたイメージであり、現実が全く反映されていません。生まれつきの脳機能の障害、ひいてはその根底にある脳器質の問題を抱えた人のみが選別、特定されて診断をつけられているとは限らないという現実です。いえ、限らないという表現では不十分です。そんなことなど現時点において不可能なのです。それが現実です。

つまり、「一生治らない」人だけに限定されて発達障害診断が下されていると考えること自体が非現実的なのです。概念上、理屈上の発達障害とは、一生治るものではないかもしれません。しかし、その机上の空論上の発達障害と、現実に診断されている発達障害は異なるのです。机上で考えられている発達障害に該当する人だけが正しく選別、特定されて診断されているのであれば、発達障害は治ると主張する人をインチキだと非難するのも理解できます。しかし、発達障害と診断された人が完全に治るということはあり得ることであり、実際にそのような事例はいくつもあります。

それはただちに「発達障害は治る」という主張の正しさを意味するわけではありません。そもそもの診断が誤っていたとも考えられるからです。ただ、治るような人が発達障害と診断されているのは考慮すべき現実であり、発達障害の診断を下された人がただちに絶望してしまうような「イメージ」は正しくないと言えるでしょう。治ったと喜ぶ人、治したと喜ぶ人はしばしば攻撃の対象となりますが、本来非難されるべきなのは治るような人まで発達障害と診断している専門家ではないでしょうか。

専門家は正しい診断、適切な治療をできるのか？

本当はそうではないのに誤って発達障害のレッテルを貼られるのは現実的にあり得る話です。では、そうなってしまった場合にどのような不利益を被るのでしょうか。それは取り返しのつく話なのでしょうか。ある実例を挙げます。

２０２１年7月6日、福岡地裁小倉支部において、とある民事裁判の第一回口頭弁論が開かれました。[*1] 訴えられたのは北九州市立総合療育センターを運営する市福祉事業団でした。原告側には当時13歳の中学2年女子生徒がいました。

その女子生徒は、2歳のころから言葉の遅れが見られ、3歳だった２０１１年に同センターで知的障害、広汎性発達障害と診断されました。ところが、小学5年生になった２０１８年、特別支援学校の担任教諭から「唇の動きを読んでいるので、耳が聞こえていないのでは」と指摘され、他の病院の検査で「オーディトリー・ニューロパシー」と呼ばれる難聴であったことが判明しました。[*2]

オーディトリー・ニューロパシー（ＡＮ）とは、１９９６年に初めて報告された聴覚障害です。中、高音域は音として比較的よく聞こえる一方、言葉の聞き取りが極端に悪いという特徴があります。新生児の聴覚検査には、音に対する反応を内耳まで検査するもの（耳音響放射検査）と、音に対する反応を聴神経や脳幹まで検査するもの（聴性脳幹反応検査）の主に2種類ありますが、前者だけの場合はANが見過ごされてしまいます。通常の難聴は両検査ともに無反応ですが、ANの場合、前者は反応あり、後者は無反応となります。つまり、内耳で聞き取れても脳で聞き取れないという状態です。

この女子生徒の場合、生後まもなく聴覚検査を受けたものの、耳音響放射検査のみであったためANが見過ごされてしまいました。ただ、報道によると「何度も難聴ではないかと訴えたが検査を受けさせてもらえなかった。」と母親は取材に答えており、母親の訴えにセンターが耳を傾けていたら、もっと早い段階で誤診が判明し、適切な治療や教育を受けられていたかもしれません。

女子生徒は人工内耳を埋め込む手術を受け、声を出して簡単な会話もできるようになりました。しかし、本当の原因であるANが判明するまで、声が聞こえる知的障害児、発達障害児として扱われたため、7年半も適切な教育を受ける機会を逃したことになります。それは取り返しのつかないことです。

ANについて報告した論文を1996年に発表した東京医療センター臨床研究センター名誉センター長の加我君孝医師は、「ANによって言葉の遅れが目立つ子どもは、知的障害や発達障害と診断されてしまうことも少なくありません」（メディカルトリビューン＝時事2020年8月25日）と説明しています。[*3]

このような悲劇は、除外診断が十分になされないことで起きてしまいます。操作的診断では、同じ症状を引き起こす他の原因を除外するというステップが不可欠ですが、「他の原因」に関する知識や視点をどこまで持てるかが肝心です。そのような視点を全く持たず、単にチェックリストに当てはまるだけで診断を下すような医師もいます。操作的診断手法の限界や、除外診断の大切さ、誤診の恐ろしさを十分に理解しているまともな医師であれば、母親の訴えに耳を傾けたでしょう。

実は、同センターでは以前にも問題が発生していました。同センター唯一の常勤の児童精神科医が危険ドラッグを所持していたとして、2017年1月18日に医薬品医療機器法違反容疑で書類送検されたのです。同児童精神科医は1月30日に依頼退職したものの、後任がすぐに見つからないという理由でその翌日にセンターは臨時職員として再雇用しました。[*4]

報道によると、この児童精神科医が発達障害やうつ病の中高生を中心に約450人をたった一人で担当していました。地元紙西日本新聞には、「医師は神様のような存在。事件を知り、患者の親には激震が走った」という、同児童精神科医から広汎性発達障害の子どもの診察を受けているという母親のコメントが紹介されていました。他にも、松尾圭介センター長の「精神科は担当医師と患者の関係性が強い」という説明がありました。これらは、児童精神科医のすさまじい影響力を物語っています。

患者や家族にとって、その児童精神科医が本当に正しい診断、適切な治療をしているのかどうか判断などできません。この母親のように、児童精神科医を神様のような存在とみなすのであれば、ただただ疑いを持たずに信じるしかないでしょう。これははたして健全な関係と言えるのでしょうか。

結局のところ、たとえどれだけ神格化されようが、児童精神科の専門家が人格的に優れているとは限らず、順法精神があるとは限らず、正しい診断や治療ができるとは限らないというのが現実です。そして、診断や治療には常に危険性が伴い、誤った診断や治療は子どもの未来を完全に狂わせてしまうほどの影響力を持つというのが現実です。

精神科診断は証明ではなく見解

日本では、診断と処方は医師（及び歯科医師、獣医師）のみに認められています。そのため、医師による診断は絶対視される傾向にあります。しかし、これまでに説明してきたとおり、精神科診断は身体科の診断と異なり、客観性や明確な根拠があるわけではありません。

現実には、うつ病と診断されることで、脳の病気だったのだと絶望する人がいます。逆に、ＡＤＨＤなど発達障害と診断されることで喜び、あたかもそれが印籠か免罪符であるかのように振りかざすような人もいます。不調の原因が科学的、医学的に解明され、その証明として診断をつけられたと考えるためにこのようなことが起きてしまいます。診断されることで安堵《あんど》する人も多いでしょう。しかし、それは真実が判明したことによる安堵ではなく、拠り所を見つけたことでもたらされた安堵です。雷の原因を神のたたりであると考えることで何もわからない恐怖から解放されるのと同じ原理であり、それが科学的に正しいかどうかは無関係です。

交通事故に遭って骨折をした場合、整形外科の診断書は証明書となり得るでしょう。一方、精神科診断は問診に基づいた主観的な判断となるため、それが真実を証明するとは限りません。そもそも、患者が主治医に対して本当のことを話している保証もありません。健康な人が精神科医にウソを話すことで何らかの診断名をもらい、向精神薬や傷病手当を詐取するという事件は何度も繰り返されており、精神科で詐病を見抜くのは困難です。

もしも精神科診断が科学的であり、その診断書が証明書たり得るのであれば、複数の精神科医が同じ患者を診た場合に同じ診断に行き着かなければなりません。しかし、実際にはそうなりません。それは、精神鑑定の結果を見たら明らかでしょう。精神鑑定は通常の診断よりもはるかに多大な時間と労力をかけて行われます。被告の責任能力が争点となる重大事件では、検察側と弁護側がそれぞれ別の精神科医に精神鑑定を依頼することもありますが、その結果がバラバラになることも珍しくありません。

つまり、精神科診断は一つの見解であり、診断書は意見書のようなものです。参考にはなりますが証明にはなりません。しかし、実際は診断されたことで証明されたかのように受け取る人々が多いのです。その結果、本当は正確ではない「作られたイメージ」が証明された事実として信じられてしまいます。発達障害と診断されたからといって、その人の脳に先天的な異常が認められたわけではないにもかかわらず、そう思い込んでしまうのです。

ＤＳＭ第４版の編纂責任者であるアレン・フランセス博士はこのように述べています。「ＤＳＭの問題点の一つは、ＤＳＭがその能力を超えてさまざまな決定の場面で重要性を持ち過ぎていることです。その典型的な例が学校でしょう。」「精神科の診断を、法医学的判断、障害判断、学校の判断、養子縁組の判断などから切り離すべきだと思います。精神科の診断は意思決定の一部であるべきであって、唯一の決定要因であってはなりません。[*1]」

このフランセス博士の言葉は重要です。言わば、開発責任者の言葉だからです。開発責任者がある製品の欠陥や危険性を認識し、誤った使い方をしないよう警告していたとしても、販売部門が優良誤認を招くような宣伝をして広めてしまったら、世間では誤った危険な使い方が一般的になってしまうでしょう。フランセス博士は、自分が責任者として編纂を務めたＤＳＭがあまりにも誤用、濫用されている実態を知って愕然とし、警鐘を鳴らす書籍を執筆しています。[*2]

単なる診断のガイドラインに過ぎなかったはずのＤＳＭが、いつの間にか聖書であるかのように取り扱われるようになったのが悲劇の始まりでした。参考程度にすべきものが、絶対的な正しさを持つようになることで様々な混乱が引き起こされました。

ＤＳＭはそもそも米国精神医学会によって作成されたものです。今やグローバルスタンダードになったとはいえ、欧米的な価値観に基づいているため、それをそのまま日本に持ち込んだとしても日本の風土に合わないという現実があります。生物学的な異変によって正常と異常の境界線が引かれる身体医学と異なり、精神医学ではその境界線は人間によって決められます。診断基準が改訂される度にその境界線の位置も変わってきます。人の振る舞いそのものが判別の対象となるため、文化や風習の違いも大きく影響します。なぜならば、その振る舞いが受け入れられるのかどうかは時代や場所によって変わるからです。欧米文化では受け入れられない（＝異常とみなされる）振る舞いであっても、日本では普通のことかもしれません。

つまり、精神科診断は自然科学というよりも人文科学の領域です。医学として捉えるよりも政治として捉えた方がその形態に近いでしょう。社会のルールが人間によって政治的に決められるのと同様、ＤＳＭという診断基準もアメリカ精神医学会の関係者によって政治的に決められます。様々な見解を出し合って最終的には多数決で合意されたものです。自然科学のような客観性、普遍性があるわけではないため、すぐに不都合が生じて改訂を余儀なくされるのも特徴です。

もう一つのグローバルスタンダードであるＩＣＤ（国際疾病分類）はＷＨＯ（世界精神保健機構）によって作られているため、ＤＳＭよりも普遍性があるように思えるかもしれませんが、実際はＤＳＭの親戚に過ぎず、極端な差異があるわけではありません。

結局のところ、精神科診断とは証明ではなく見解なのです。より実態に近いのは「政治的見解」です。一人の精神科医が下した診断は、一人の政治家の見解と同じようなものです。それは様々な知識や経験に裏打ちされているかもしれませんが、必ずしも絶対的な正しさを持つわけではありません。

私は、見解や意見書に価値がないと言いたいのではありません。そういうものとして認識された上で取り扱われる限りは問題になりません。単なる見解が科学的に証明された事実にされてしまったり、意見書が証明書のように使われてしまったりしていることが問題なのです。

ちなみに、日本には家族の誰かの合意さえあれば、たった一人の資格のある精神科医の判定（すなわち見解）だけで精神科病院に強制的に入院させることのできる、医療保護入院という独自の強制入院システムがあります。１日あたり全国で約５００人が医療保護入院させられていますが、司法の介在もなくたった一人の見解に依存するという、非常に危うい形で身柄拘束がなされていると言えるでしょう。

◥差別や偏見を無くそうというメッセージの裏側◣

少したとえ話をします。とある小学校の担任教師が、クラスに在籍する、外国人をルーツに持つ児童たちをあからさまに差別し、皆の前で馬鹿にしていたとします。担任の態度を見た児童たちが、同じように馬鹿にしていじめに発展するのはむしろ当然のことと言えるでしょう。その担任から毎日のように話を聞かされていた校長が、全校集会で堂々と差別発言をするようになれば、いじめは一気に全校に広がるでしょう。

数年経ったある日、外国人差別が社会問題になった途端、担任が「いじめをやめろ」と言い出し、いじめに加担している児童を叱るようになりました。校長も全校集会で注意し、いじめ撲滅に向けて頑張っているアピールを保護者に対してするようになりました。さて、このような状況でいじめは無くなるでしょうか。

担任教師こそがいじめの主導者であり、校長こそがそれにお墨付きを与えた張本人であるという事実を知らない人から見たら、担任も校長もいじめ撲滅に熱心に取り組む素晴らしい教育者に見えるかもしれません。しかし、担任や校長を真似ただけなのに、突然叱られるようになった児童からしたら、理不尽この上ない話です。もしも、担任や校長が自分たちの過去の行動や言動を反省し、被害者に対して謝罪した上で、皆もそんなことは止めようと語りかけるのであれば、いじめ加害者の児童たちも素直に耳を傾けるようになるでしょう。自分たちのことを棚上げにし、一方的に児童たちを非難する卑怯な大人たちを目の当《ま》たりにしたら、いじめなど撲滅されるはずもありません。

さて、これは何をたとえているのか賢明な読者はもう気付いていることでしょう。担任教師＝精神医療関係者、校長＝政府、外国人をルーツに持つ子どもたち＝精神障害者、その他児童＝一般市民と置き換えたら、現在の理不尽な状況が理解できます。

精神疾患や精神障害者に対する差別や偏見を無くそうという動きは1996年に始まりました。烙印という意味の「スティグマ」という言葉を使い、スティグマを無くそうとする「反スティグマキャンペーン」という世界規模のキャンペーンが、世界精神医学会が主導となって開始されたのです。[*1]

日本でもその流れを受け、2004年に厚生労働省が「こころのバリアフリー宣言　精神疾患を正しく理解し、新しい一歩を踏み出すための指針」を取りまとめ、[*2] 2005年に日本学術会議が報告書「こころのバリアフリーを目指して　―精神疾患・精神障害の正しい知識の普及のために―」を発表しました。[*3]

さて、世界精神医学会自身も、差別や偏見に関して決して非難できる立場にはありませんでした。その関係者自身が精神障害者に対する差別や虐待に加担したり、精神医学を悪用したりした過去があるからです。例えば、同学会の初代会長であるドナルド・イーウィン・キャメロン博士は、非人道的な洗脳実験に関わっていました。[*4]「MKウルトラ計画」というコードネームで知られるこの洗脳実験は、米国の諜報機関ＣＩＡが極秘裏に行っていたため、かつては陰謀論や都市伝説扱いでした。情報公開が進んだ今、ＬＳＤ等の薬物や電気ショックを用いて被験者を昏睡状態にするなど、キャメロン博士らの恐ろしい実験内容が明らかにされています。余談ですが、洗脳手法としてまさにこのＭＫウルトラ計画の実験を再現したのがオウム真理教だと言われています。[*5]

日本の精神医療関係者は、精神障害者に対する差別や偏見を主導してきた立場にあります。１９４９年の設立趣意書において、精神障害者を「平和と文化との妨害者」と表現した日本精神病院協会（現日本精神科病院協会）の働きかけにより、国は精神障害者を精神病院に隔離収容する政策を展開していきました。[*6] 精神疾患が遺伝性の不治の病であると吹聴し、精神障害者は危険であり、不良な遺伝子を有する、精神病院に閉じ込めておくべき存在だとするイメージを作り出したのは、紛れもなく精神医療関係者であり、その意見を真に受けて優生政策（精神障害者に対する強制不妊や精神病院への隔離収容）を展開した政府です。

おかしなことに、反スティグマキャンペーンの波が日本にやってくるや、精神障害者に対する差別や偏見を主導してきた張本人側が、まるで精神障害者を守るヒーローや人道主義者であるかのように振る舞い始めたのです。自分たちこそが加害者側の中心人物であったことを反省し、被害者に謝罪した上で、その償いとして振る舞うのであれば理解はできます。しかし、彼らはその事実に触れず、一般市民に理解が無いことを責めるようになったのです。

あまりにも不誠実で理解し難い態度ですが、反スティグマキャンペーンに付随した「隠された意図」を理解すれば、なぜそのような態度になるのか納得できるようになるでしょう。その隠された意図とは何でしょうか。彼らが本当に無くしたいのは、精神疾患や精神障害者に対するスティグマではなく、精神医学、精神医療そのものに対する世間の悪評、汚名だったのです。

もちろん、純粋に精神疾患や精神障害者に対する差別や偏見を無くしたいという思いを持った精神医療関係者もいることでしょう。反スティグマキャンペーンはそんな純粋な意図から始まったものかもしれませんし、やはり最初から別の隠された意図があったのかもしれません。ただ確実に言えるのは、「差別や偏見を無くそう」という誰も逆らえない大義名分を自分たちに都合良く利用した人々がいるということです。

精神科受診のハードルを下げることで利益につながる人々が積極的にこのキャンペーンを利用しました。製薬会社も積極的に支援しました。一見すると科学的、人道的なキャンペーンに思えても、商業的なマーケティング色が見え隠れするようになりました。彼らは精神科受診に抵抗を持つこと自体を「偏見」だとみなし、気軽に精神科を受診するよう呼びかけました。

確かに、特に日本人は精神科に負のイメージを持っています。しかし、その負のイメージや精神科受診への抵抗感は本当に偏見だけによるものでしょうか。私は、その抵抗感を以下の3つに分類して考えてみました。

① 知識不足や偏見から来る抵抗感
② 正しい認識に基づく抵抗感
③ 危険なもの、あやしいものに対する本能的な抵抗感

一般的に、知識不足によって空白が生まれ、そこに誤った情報が入り込むことで偏見が生じます。これは精神科に限ったことではありません。ですから、正しい知識、情報を広げることは基本的かつ重要なことです。しかし、普及する情報が正しくない場合、新たな偏見や誤解を作り出すことになります。

ある人が特定の対象を忌み嫌う場合、それが必ずしも誤解や偏見によるものとは限りません。犯罪に手を染めて反省すらしない人々が実際に存在する以上、誰に対しても分け隔てなく接しなさいという注文は無茶でしょう。正しい認識に基づいて抵抗感を持つのは自然であり、生きていく上で必要なことです。いじめの現場を目撃した人が、その加害者に近付かなくなるのは正しい行動です。

危険そうなもの、あやしいものには近付かないという本能も否定されるべきではありません。人間はもはや野生動物ではないため、本能的な危機察知能力は衰えてしまっているかもしれません。しかし、それでも生きていく上で必要不可欠な本能と言えるでしょう。何でも無分別に受け入れることは生存を危うくします。

本来②と③は取り払ってはいけないものでした。①を払拭《ふっしょく》するための社会的な活動に見せかけ、正しい認識に「偏見」というレッテルを貼り、人間の危機察知能力が働かないように粉飾したのが「反スティグマキャンペーン」に乗じた精神医学のマーケティング戦略です。

うさんくさい精神科医、デタラメな精神科医、患者を虐待、搾取するような犯罪的精神科医が存在するのは事実です。一般市民は直接そのような精神科医に会ってはいないかもしれません。しかし、精神科にかかっているのに良くなるどころかますます悪化している人々なら知っているかもしれません。ころころと病名が変わったり、尋常ではない量の薬を処方されたりして振り回されている患者の様子を見て、精神科の診断や治療に不信感を抱いているかもしれません。

そんな精神科医は少数派でまともな精神科医が大半だと反論する人もいるでしょう。しかし、精神科を受診するにあたり、対応する精神科医が当たりなのかハズレなのか事前にわかるものではありません。少なくとも、患者を害するような精神科医がしっかりと規制されて淘汰されているわけではなく、そのような存在について注意喚起すらされていません。警戒心を持って自衛するしかない状況であれば、抵抗感を持つのは当然のことです。

どんな業界でも悪徳業者が入り込むことは避けられません。健全な業界は、そのような悪徳業者を自主的に取り締まるなどの対策を講じます。それに限界がある場合、消費者に対して悪徳業者の存在について注意喚起するでしょう。しかし、精神医療業界はそれをしませんでした。逆に、消費者に対して悪徳業者の存在を隠して安全に見せかけたのです。そのような甘い言葉に誘われて多くの人々が被害に遭いましたが、業界はその被害者に手を差し伸べるどころか見捨てました。

私はこれまでに何千という被害者の声に耳を傾けてきました。自ら精神科に足を運んで被害に遭った人々に共通していたのは、気軽な受診を呼びかけるメッセージを信用した点です。そのメッセージは実態とかけ離れた優良誤認でした。まるで、一切のリスクを説明しない投資話です。その無責任なメッセージを流したのは精神医療業界だけではありません。報道機関や政府が、業界の広報活動を代行したのです。

その被害は深刻です。安易に処方されたベンゾジアゼピン系の薬を止めることができずに長年苦しんでいる人は無数に存在します。多剤大量処方や長期漫然処方などの不適切な向精神薬処方によって命や健康、人生を奪われた人は数えきれません。受診時は軽い不眠程度だった人が不適切な診断と治療でどんどん悪化していきました。彼らは、気軽な受診で気軽に健康を取り戻すことを期待していたのです。ノーリスク・ハイリターンにしか聞こえない投資話を信じたら、全財産を失って路頭に迷うようなものです。その不誠実な投資話を持ち込んだ人は、その被害に対して謝罪も補償もすることはありません。

政府が精神医療業界の広報活動を代行する罪

ＰＲ（広報活動）の世界では、自身にとって不都合な情報を不用意に出さないのは正しいことです。良い点を前面に出してアピールし、悪い点に人々の注意が行かないようにするのも普通のことです。それは不誠実に思われるかもしれませんが、自分自身に置き換えて考えたら理解できるでしょう。化粧でシワを目立たなくさせ、他人に良い印象を与えようとする努力を不誠実とは言えないでしょう。個人であれ組織であれ、良く見せることは生きる術《すべ》でもあります。

しかし、ＰＲの世界では正しいことも、科学や医学という土壌ではそうではありません。むしろ、情報にフィルターをかけて客観的な判断ができなくなるという点において、ＰＲの手法は有害になります。例えば、医薬品添付文書には製造元のＰＲ的要素は本来不要です。副作用の情報は、製造元にとって不都合な情報ですが、それを処方する立場にある医師や服用する立場にある患者にとって必要な情報です。

医療は公的なものです。特に保険診療の世界はそうです。たとえ民間の医療機関だったとしても、営利企業が商品を売るのとはわけが違います。医療提供側にとって隠したい不都合な情報も、利用者側にとっては判断に必要な情報になります。

ただし、日本の場合、医療が全て政府のコントロール下に置かれているわけではありません。医療機関の運営主体の大半は民間であり、自由経済の下で経営が行われています。医療従事者が純粋な技術屋として医学の世界だけに没頭できるわけではありません。医療機関を経営して存続させないといけないからです。そこにはどうしても経済活動という側面が入り込んできます。

経済活動が基盤となる社会に生きている以上、どんな組織も個人もＰＲは不可欠です。ですから、精神医学会や精神科医療機関が良いイメージを前面に出して不都合な情報はできるだけ隠すようにするのも当然のことです。問題となるのは、ＰＲ自体ではなくその手法です。そして、経営ではなく医学の領域に不適切なＰＲが入り込むことです。

うつ病キャンペーンも発達障害啓発キャンペーンも、自殺防止キャンペーンも、その他偏見を無くそうというキャンペーンも、必ず「正しい知識を」「正しい理解を」というメッセージを掲げているのが特徴です。しかし、「正しい知識」「正しい情報」というのが科学的、医学的に正しいとは限りません。それは情報発信者である精神医療産業側にとってＰＲ上正しいものです。証明されていない仮説（すなわち意見）をあたかも事実であるかのように誤解させる手法は、医学ではなくＰＲの世界です。

一般的に、民間の会社が自社の製品を広告枠で宣伝したとしても、消費者はそれを完全に鵜呑みにはしないでしょう。その会社にとって都合の良い文言だけが並べられているということを知っているからです。しかし、その広報する主体や媒体が公的なものであればあるほど、消費者は容易にそれを信用してしまう傾向にあります。新聞やテレビにおいて、広告枠ではない記事や報道で取り上げられたら信用性が増します。公共放送であるＮＨＫだとなおさらでしょう。最も公的である政府広報であれば、受け手は無条件で信じてしまうでしょう。

罪深いのは、報道機関や政府が、精神医療業界の広報活動を実質的に代行しているという事実です。業界のＰＲマンを招き、語らせるという形式の報道や政府広報はその典型でしょう。そのＰＲマンは業界にとって不都合な事実を隠し、ＰＲ上は正しくても医学的には正しくない情報やイメージ（例：うつ病は脳の病気、発達障害は脳の先天的障害）を広げる役割を果たしています。それがそのまま一般市民に「事実」と誤認される形で広がってしまうのです。

私が危惧しているのは、教科書すらも精神医療業界のＰＲ代行書に成り下がっていることです。かつて、教科書こそが精神疾患や精神障害者に対する差別や偏見を広げる役割を果たしました。当時の精神医療業界の差別的価値観を鵜呑みにし、それをそのまま教科書に反映してしまったからです。精神医療の悲惨さや偏見に、優生保護法と学校教科書が加担していると問う野田正彰医師の論考をきっかけに[*1・2]、差別的な記述が見直されるようになり、その後ひっそりと１９７８年告示の高校の学習指導要領から精神疾患の項目は消えました。そこには反省も検証もありませんでした。２０２２年度から同指導要領で精神疾患の項目が復活したことで話題になりましたが、新たに発行された高校の保健体育の教科書は、加害者側であった自分たちや精神医療業界の過去には一切触れず、差別や偏見を無くそうと上から目線で呼びかけています。

発行された2種類の教科書の中身を確認したところ、[*3・4] 97ページ以下の宮田雄吾医師の絵本や、111ページ以下の小塩靖崇氏の研究のような、生物学的精神医学に基づく露骨な表現は避けられているという印象は持ったものの、デメリットは一切触れずに精神科の早期受診を促す内容でした。

メンタルヘルスに関わる政策も政府広報も教科書も、基本的には専門家のアドバイスや監修に基づいています。しかし、その専門家の主張が医学的、科学的に正しいとは限りません。客観的、科学的根拠に乏しい精神医学の世界では、一つの見解を示すことはできても、何かを裏付けることは困難です。診断や治療はメリットだけではありません。むしろ致命的なデメリットすらあります。専門家ばかりが採用され、被害者の声が反映されないため、デメリットについて注意喚起する視点が一切無いという特徴があります。

たとえば、都立松沢病院院長の水野雅文医師が監修した大修館書店の教科書にはチェックリストが掲載されています（次ページ参照）。チェックリストの項目に当てはまったとしても精神疾患であるとは限らず、むしろそれによって自己暗示や不安に苛まれる危険性がありま す。チェックリストが孕むそのような危険性について一切注意喚起しないのは問題です。当該チェックリストを以下に示しますが、誰にでもあてはまる項目が多いことに気付くでしょう。参考までに、精神疾患の既往歴が無い複数の成人に尋ねてみたところ、高校生時代には多く（半数以上〜全て）が当てはまっていたという回答ばかりでした。個人の感想レベルの情報ではありますが、これらのチェック項目の大半に該当したとしても精神疾患を発症するとは限らないことが自明です。

◆ 精神疾患の早期症状チェック項目

1	寝つきが悪かったり、朝の目覚めが早すぎたり、睡眠中に目覚めてしまったりすることがありますか。
2	食欲不振や過食がありますか。体重減少、体重増加はありますか。
3	この2、3か月で活動性の低下や、ものごとに対する興味の減退はありますか。
4	日常的な問題に悩むことが多いですか。
5	読書やテレビを見るのに、集中できなかったり、忘れものをしやすかったりしますか。
6	将来についてどのように思いますか。「すべてを終わりにしたい」と思うようなことはありませんか。
7	ほかの人に比べて人前でどきどきしやすいですか。
8	強い恐怖をともなう動悸や発汗、震え、めまいの発作はありますか。
9	あなたの言動が「奇妙で理解しづらい」と人から言われることがありますか。
10	誰もいないのに、他人の声が聞こえることがありますか。

◤結果が検証されない業界◢

精神医療業界は、ひたすら「早期発見」「早期受診」「早期治療」の重要性を説いてきました。早期に病気や障害を見つけ出して治療につなげることで、軽症のうちに治る、格段に予後が良くなる、あるいは自殺を防げると主張してきました。そして、その言葉を疑いもせずにそのままメンタルヘルス対策に取り入れたのが国や地方自治体です。早期に精神科につなげることが、人々のメンタルヘルスを守る有効かつ唯一の解決策であるという「イメージ」が作られました。

ところが、その聞こえの良い言葉や素晴らしい「イメージ」とは裏腹に、その成果には疑問を抱かざるを得ません。結果から見ると、精神科受診に結び付いた人が、必ずしも治癒・改善しているわけではありません。むしろ悪化する割合は決して少なくなく、治療を受けながら自殺をしてしまう例もまれではありません。

ちょっとした不眠程度で早期に精神科治療につながった人が、治癒するどころか治療を進めるにつれてどんどん薬の量や種類が増え、受診前には決してなかった症状に苦しめられ、診断名も双極性障害や統合失調症へと変わり、遷延化、重症化していくというのは、もはやどこでも聞かれるほどありふれたパターンです。もしも早期治療や精神科治療そのものに効果があるのであれば、受診と治療の体制が格段に整えられてきたはずなのに、なぜ患者は減ることなくものすごい勢いで増え続けているのでしょうか。

私は、精神科治療が「治せない」「結果を出せない」ということ自体を非難しているのではありません。治せないなら治せないと素直に周知したら良い話です。非難すべきなのは、できないことをできるように見せかけたり、まるで何でも解決できるような万能感を醸し出し、実態にそぐわないイメージで人々の期待感を煽ったりするその手法です。それは、人々が誤認してしまうような表現や写真をパッケージに用いて商品を買わせる、優良誤認そのものです。

この手の、早期に精神科につなげるメンタルヘルス対策には、単なる優良誤認では済まされない問題があります。それは、命に関わるレベルを含む一切のリスクが市民に周知されていないことです。標準レベルの診断や投薬もできない精神科医にかかってしまうリスク、標準以上の精神科医にかかったとしても発生しうる誤診や誤治療のリスク、適切とされる治療にも生じる副作用のリスクなどがあります。それらは、精神医療そのものが孕む危うさと、質の低い精神科医が野放しにされている現実を考慮して初めて想定できるようになるリスクです。

もしも、失敗した場合に大きな損失が出るというリスクを一切知らされないまま、とにかく絶対に儲かるという投資話をもちかけられたらいかがでしょうか。もちかけてきたのが長年疎遠だった元同級生なら怪しいと思うかもしれませんが、国や自治体だったらどうでしょうか。十分確認することなく、その話に乗ってもおかしくないでしょう。金を出した後に、悪徳業者の存在を知り、取引自体のリスクも知り、結果として資産を減らした場合、本当にその人の自己責任だと言えるでしょうか。

ほとんど騙されるような形でメンタルヘルスを損なった犠牲者は多数存在するのですが、決して軌道修正されることはありません。そもそも結果が検証されていないからです。精神科につなげた件数は成果として誇らしげに報告される一方、つなげた後にどうなったのかという追跡調査や検証はほとんどされていないのです。

発達障害の早期発見、早期治療、早期支援で二次障害を防げるというのもよくある精神医療業界のＰＲです。発達障害の症状を軽減したり、周囲に理解をもたらしたりすることで、うつ病や統合失調症などの精神疾患を誘発するようなストレスを避けられるようになるというのが彼らの言い分です。発達障害を放置しておくと周囲との軋轢《あつれき》を生み、それが過剰なストレスとなって精神疾患を発症するぞという脅しの形を取ることもあります。だからこそ早期発見が重要だという理屈になります。

しかし、早期に発達障害と診断されて治療を受けていた子が、いつの間にかうつ病や躁うつ病、統合失調症と診断されるようになり、ますます悪化する事例も珍しくありません。むしろ薬物治療によって本来はなかった症状が引き起こされたのではと思われる事例もあります。現実的には、診断が逆に差別やいじめを誘発し、治療がかえって本人を孤立させることすらあります。もしもその現実を考慮していないのであれば、二次障害を防ぐどころか積極的に引き起こしていると言えるでしょう。

一つの事例を紹介します。『牧師、閉鎖病棟に入る。』（沼田和也著　実業之日本社　2021年出版）[*1]では、妹を金づちで殴り、閉鎖病棟に強制入院させられた16歳の男の子が登場します。滑舌の悪いことを気にしていたその子は、筆者にこのように話しています。[*2]

ぼくの言葉、聴きにくいですよね。小学生のときから発達障害の薬をたくさん飲まされて。舌がうまく回らないんですよ。それが恥ずかしくて……

彼は、一体何のために薬を飲まされていたのでしょうか。薬の服用を勧める専門家は、自己肯定感を高めることが服用のメリットだとしばしば説明します。しかし、彼の場合、逆にコミュニケーションを阻害する身体的弊害を引き起こし、自己肯定感を低くしています。高校生になって重大な事件を起こしたという事実は、小学生の頃からの早期治療が状況の改善につながっていないことを示しています。

早期に診断されることで周囲に理解をもたらすことができ、いじめを防げるという表現で発達障害の早期診断、早期治療を勧める専門家もいますが、現実はそう簡単にはいきません。有名な例を挙げましょう。旭川女子中学生いじめ凍死事件として知られる事件の被害者である少女は、小学校4年生の時に担任の先生から勧められて病院（小児科）に行き、自閉スペクトラム症と診断されました。[*3] 薬も処方され、薬の影響で授業中もウトウトすることがあり、担任からクラスの皆の前で寝ていたことを咎められたこともあったようです。中学校1年生時、いじめられて川に飛び込んだ少女は警察に保護されました。パトカーで病院に連れて行かれ、その後精神科への入院が決まりました。『娘の遺体は凍っていた』（文春オンライン特集班　文芸春秋　2021年出版）には、巻末に母親の手記が30ページに渡って掲載されていましたが、そこから少女のお見舞いに行ったときの状況を引用します。

私が病院に入れるようになったのは入院から2日目。廊下を通るだけなら部屋を見ていいと言われて、外側からマジックミラーになっている部屋を見たら、とてもショックな光景が広がっていました。

窓はあるけど、六畳一間に壁のないトイレがあり、まるで独房のような部屋に爽彩は裸で座っていました。ベッドもなく床には毛布があるだけです。私は精神科がそんな風になってるのは知らず、「どうしてベッドもないんですか？　どうしてパジャマも着ていないんですか？　どうして下着をつけてないんですか？」と、病院の方に聞きました。すると「自殺するかもしれないから。医師の許可が出るまでできません」という答えが返ってきました。「爽彩はここから出してくれと言ってないんですか？」と聞くと、1

日目と2日目の朝くらいまでは「出してー！」と泣いてドアを叩いていたそうです。私が訪れたときは泣き疲れ、諦めてしゃがみ込んでいた状態だったのです。

彼女を追い詰めた直接の原因は間違いなくいじめでしょう。もしも彼女と同じ立場に置かれたら、誰でも急性ストレス障害を起こしてパニックになってもおかしくないレベルです。しかし、絶望し、雪の中行方不明になるほど彼女を追い詰めたのは、はたしていじめだけだったのでしょうか。学校でも病院でも尊厳を守られず、悲痛な訴えに大人たちが耳を傾けてくれないことに絶望を深めてしまったのではないでしょうか。壮絶ないじめから警察に保護され病院につながれた彼女は、まさか守ってくれると思った病院で、服も下着すらも着させてもらえず、泣いて訴えても聞き入れてもらえないという体験をするとは思わなかったでしょう。

発達障害の早期診断や早期治療はいじめを防ぎ、精神科の専門病棟は生きづらさに苦しむ子の避難所や休息地になり、早期の精神科治療は自殺を防ぐというイメージはありますが、少なくとも彼女の場合、結果は全てその真逆でした。彼女は退院後も通院治療を続け、行方不明になった当時には抗精神病薬2種類が併用処方されていたと報道されています[*4]。

もしかしたら、これらのような事例はあくまでも例外的な個別事例であり、大半は早期受診で恩恵を受けていると言い張る人がいるかもしれません。たとえそのとおりだったとしても、これらを単なる個別事例として無視して良いのでしょうか。むしろ、悪い結果になった事例を個別に丁寧に検証することこそが必要なのではないでしょうか。なぜ治療を受けながら悪化、自殺、傷害、殺人という結果になったのかを調べることで共通項を見つけ出し、より良いメンタルヘルス対策に活かすことができるはずです。検証されないのは、そのような視点が一切ないのか、精神医療業界にとって不都合な真実が暴かれることを恐れているのかどちらかでしょう。

自閉症バブルを作り出す人々

これまで、DSMやICDのような操作的診断基準やそれに付随するチェックリストの批判を散々してきましたが、1から100まで全てデタラメとは言いません。それらが厳密に使われた場合、そこまで極端なバブルのような現象も起きません。説明書を無視した、あるいは誤解・曲解をした使い方がバブルを引き起こすのです。

特に厄介なのは、独自に定義を拡張しようとする専門家です。正常と異常の境界線を、それまで正常とされた領域まで広げたり、境界線そのものをぼかして区別をあいまいにしたりします。もしもそれがその専門家単独で行われているだけであれば、その専門家にかかった患者で特定の診断のつく割合が異常に大きいという現象が起きますが、そこだけで済む話です。しかし、それが専門家の中でもいわゆるオピニオンリーダー的存在であったら話が違います。

アメリカではADHDの過剰診断が深刻な問題となっています。ADHDには薬物治療が行われるため、利益に直結する製薬会社が絡んできます。製薬会社の息のかかったオピニオンリーダー的な精神科医による影響力はあなどれず、安易な診断が横行する原因の一つになっています。[*1] ASD（Autism Spectrum Disorder: 自閉スペクトラム症）も過剰診断が大きな問題になりつつありますが、ADHDと比較するとそこまではありません。一方、日本ではASDの診断が急増しており、その割合はADHD診断を超え、急速に存在感を示すようになっています。

今や日本ではもっともありふれた発達障害となったASDは、もともと有病率が0・65～1％とされていました。[*2] 診断基準を改訂する際には、それによって極端に有病率が上がったり下がったりすることを避けるため、妥当性が慎重に検証されます。DSMは第5版に改訂されるにあたり、自閉症やその近縁の障害（アスペルガー障害を含む）は自閉スペクトラム症に統合されることになりましたが、決して基準が緩和されたわけではありませんでした。むしろ自閉スペクトラム症というカテゴリー全体としては改訂前よりも条件が厳しくなるような設定でした。[*3]

ところが、いくら基準を厳しくしたとしても解釈の余地があるのが精神科診断の特徴です。

例えば、「社会的コミュニケーションと社会的相互作用における持続的な欠損（persistent deficits in social communication and social interaction）」がＡＳＤと診断するために満たさなければならない条件の一つになっています。何をもって持続的と解釈するのか、何をもって欠損とするのか、集団いじめのようにむしろ当人よりも社会の方に非があるケースはどうなるのかなど、簡単に◯×で判断できないことがわかります。

精神医学の世界は科学というよりも政治だと前に述べましたが、診断基準を作ることは立法に相当し、その診断基準を用いて診断する行為は法の運用に相当すると考えるとすっきりします。たとえ法が厳密に作られたとしても、法の解釈が各自バラバラで運用に統一性がなかったりすれば意味がありません。誤って解釈されないよう注釈が書かれてあったとしても、それが読まれない、読まれても理解されないというのであれば意味がありません。

さて、ＡＳＤと診断はどうなったでしょうか。世界的にＡＳＤとの有病率は年々増加する傾向にあります。本場アメリカはどうなっているでしょうか。米疾病管理予防センター（ＣＤＣ）の調査によると、２００２年に8歳のＡＳＤの有病率は０・66％でしたが、２年毎に発表される同数値はほぼ毎回上昇し続け、２０１４年に１・68％、２０１６年に１・84％、２０１８年に２・30％となっています。[*4]

さすがはアメリカと言いたいところですが、実は日本の方が高い数値を示しています。例えば、横浜市西部では、５歳児までの累積発生率は３・74％、５歳児のＡＳＤ有病率は４・

48％（横浜市西部地域療育センター2012年発表）[5]、弘前市における5歳のASDの有病率が推定3・22％（弘前大学2020年5月発表）[6]、日本全体の自閉スペクトラム症の累積発生率は5歳で2・75％（信州大学2021年5月発表）[7]という研究があります。特に信州大学の研究は全国の診療データベースを用いた大規模調査であり「2009－2016年度に出生した子どものうち、31万3353名（男児23万6386名、女児7万6967名）が2009－2019年度に自閉スペクトラム症と診断されました」と発表しています。

コラム 有病率と発生率について

有病率とは、ある時点（検査時）において、集団の中でその病気にかかっている人の割合を指します。その際、いつからその病気にかかっていたのかは考慮されません。発生率とは、特定の期間内に、集団の中で新たに生じた患者の割合を指します。

もしもその病気が治るものであれば、治癒によって患者数が減ります。致死性であっても死亡によって患者数が減ります。そのため、新規に増える患者数よりも治癒や死亡の患者数が多ければ有病率は下がります。

ASDの場合、誤診と判明しない限りその診断は通常継続されます。そして治癒という扱いになる患者はほとんどいないでしょう。当然ASDそのものは致死性ではありません（不適切な治療が致死性のリスクになる可能性はありますが）。そのため、年齢が高いほど新たに診断される患者の数が蓄積されることになり、有病率も高くなります。

発生率と有病率は微妙に異なりますが（※コラム参照）、ASDの性質を考えると、ざっくりと5歳の累積発生率＜5歳の有病率＜8歳の有病率となると考えられるので、アメリカの調査と同じ条件であれば数値はもっと大きくなります。信州大学は「この累積発生率は、医療的診断に基づく自閉スペクトラム症の発生率としては世界的に見て高い数値」と発表しています。

なぜ日本はASDの有病率ないし発生率が高いのでしょうか。実は、「有病率」や「発生率」という言葉自体が本当は正しい表現ではありません。なぜならば、以前に説明したとおり、現在の診断技術ではその人が本当にASDに罹患しているかどうか確定することなどできないからです。ASDだと証明された人の割合ではなく、診断された人の割合に過ぎません。それは、診断する人の知識や技術、視点、経験、立場によって大きく変わり得るのです。

それを裏付けるのはそのバラつき具合です。先ほどの信州大学の研究では「都道府県別に見ると、5歳時における自閉スペクトラム症の生涯累積発生率は0・9〜7・9％（中央値2・4％）と幅がありました」と説明されています。都道府県単位でここまで顕著に差が出るものなのでしょうか。同研究では「発生率の地域差が大きいことからは、医療や支援へのアクセスの違いなどの要因も発生率に影響を与えている可能性が考えられます」と言及されています。確かに、どこの地域も一定割合のASD罹患者が存在するが発見され易さに地域差があるとしたら、発生率（診断率）に地域差が生じるでしょう。しかし、想定されていた割合（有病率0・65〜1％）よりも低いのであれば、まだ見つかっていない患者が存在すると説明できたとしても、想定よりもはるかに大きな割合（例：発生率7・9％）はどう説明できるのでしょうか。これは、判定者（検査あるいは診断をする人）の傾向のバラつきを反映していると考える方が自然です。

見落とし（偽陰性）をしないよう徹底的に教育されている人々が検査を担当すれば、検査項目の解釈を広く取って引っ掛ける網を広くしようとするため、本来は該当しないのに誤って判定されてしまう混入（偽陽性）が多くなるのは当然です。検査はあくまでもふるい分け（スクリーニング）に過ぎず、混入が生じたとしてもその後に医師が精密に調べて除外するので問題ないと考えるのはあまりにも無責任な楽観視です。医師が正しい診断をできるとは限らないのはこれまで述べてきたとおりです。診断基準に厳密に照らし合わせて慎重に判断する医師もいたら、拡大解釈で安易に判断する医師もいます。同じ対象であっても、診断に積極派の医師にかかれば診断され、慎重派の医師にかかれば診断されないということが起こり得るのです。その地域に早期発見至上主義の検査者や診断積極派の医師が多ければ多いほど、あるいは診断積極派医師の影響力が大きければ大きいほど、過剰診断の傾向が強くなると考えられます。

信州大学の研究では、世界的に見て高い数値が出た理由を「日本における診断感度の高さを示唆しています」とし、「自閉スペクトラム症と診断される人が増えている主な理由の1つとしてスクリーニング精度の向上があげられます」「全国的な増加傾向には、近年の自閉スペクトラム症の認知度の高まりが影響していると考えられます」と全てポジティブに捉えていることがわかります。そこには過剰診断を疑い、その弊害を懸念する視点が欠けていることも同時にわかります。

米国ではASDの有病率が年々高まり、過剰診断を懸念する声も大きくなっています。その米国よりも発生率あるいは有病率が高い状況に対し、診断感度の高さやスクリーニング精度の向上、認知度の高まりの結果であるとして誇っても良いのでしょうか。

確かに、アスペルガーの研究が時を隔てて脚光を浴びたことをきっかけに自閉症の概念は拡大されました。DSMが第5版に、ICDが第11版に改訂されるにあたり、自閉症スペクトラム（Autism Spectrum）という言葉が使われ、それまで別の障害（disorder）と分類されていたものが、一つの自閉スペクトラム症（Autism Spectrum Disorder）という概念の中の連続体として統合されました。[*8]

自閉症スペクトラムという言葉自体は、アスペルガーの研究を世に広めたローナ・ウィングが提唱しました。元々は広汎性発達障害とその周辺をカバーする概念でした。正常か異常かの境界線を明確にするのではなく、スペクトラム＝連続体としたのがその特徴です。しかし、この自閉症スペクトラムという言葉は提唱者の概念とは違う形で使われるようになっていきました。[*3]

ＤＳＭ－５における自閉症スペクトラムとは、あくまでも自閉症の特徴を示す範囲の中で、それまで知能指数などで区別されていた垣根を取り払い、自閉性の濃淡という連続体とみなす概念です。ウィングの提唱した概念はいわゆるグレーゾーンまでカバーし得るものでしたが、ＤＳＭ－５の示す自閉症スペクトラムは、「社会性の障害」と「常同性」（目的の無い行動を繰り返す）という自閉症と同じ要件を満たすことが前提となっています。つまり、スペクトラムと言っても自閉症と健常の垣根をあいまいにする意味でのスペクトラムではありません。

ＤＳＭ－５の自閉症スペクトラムがウィングの提唱した概念よりも範囲が狭くなった一方、日本では逆に拡大解釈されるようになりました。新たな概念を提唱してグレーゾーンまでカバーする考えが広がりました。[*9]さらには、全ての人間は健常と自閉症との間にある連続体のどこかに位置づけられるという考えや、自閉症の特性は誰にでもあるという考えまで出てくるようになりました。[*10]

国際的に見ると必ずしも主流ではない拡大解釈論が日本で広がったのは、信州大学の本田秀夫医師の影響が考えられます[*3]。彼は既に自閉症研究の第一人者として知られていましたが、2013年に『自閉症スペクトラム』（ソフトバンククリエイティブ出版）を出版して世間一般からも注目を浴びました。同書において、本田医師は「自閉症とアスペルガー症候群、さらには障害と非障害の間の垣根をも取り払い、従来の発達障害の概念を覆す『自閉症スペクトラム』の考え方が注目されています」と解説しています。

同書のサブタイトル「10人に1人が抱える『生きづらさ』の正体」に注目してみましょう。本田医師は、ASDとしての特性はあるが、生活や仕事上支障のない「非障害自閉症スペクトラム」という概念を同書で示し、それらを含めた場合に自閉症スペクトラムは人口の10％存在すると主張しています。

さて、スペクトラムという新しい考えは精神医療業界にとって都合の良い概念でもありました。正常と障害（disorder）の間に、そして障害と障害の間にとりあえずの線引きをすることで操作的診断基準が作られたのですが、様々な不都合が生じ、その仮の線引きである境界線に対する信頼が失われていたからです。境界線をスペクトラムに置き換えてあいまいにすることで、批判の一部をかわすことが可能となりました。

自閉症スペクトラム概念拡大派のよくある言い分は、線引きを明確にしてしまうことで、診断から抜け落ちて支援の行き届かない人が周辺に生じてしまうのでそれらを拾い上げる必要があるというものです。また、誰もが健常と自閉症の連続体のどこかに位置する、誰もが自閉症の特性を持っている、という認識が広がることでスティグマを軽減できるという言い分もよく耳にします。

説得力があるように思えますが、はたして人間を健常と自閉症とを結ぶ一次元で捉えることは適切なのでしょうか。それは、人間を自閉症の特性の程度で評価することになります。その視点から捉えた場合、人間の状態や振る舞いが何でもかんでも自閉症に結び付けられて説明されてしまいます。その理屈がまかり通るのであれば、自閉症のみならずうつ病でも統合失調症でも不安障害でも、あらゆる精神障害（mental disorder）について成り立つ話になります。そうなってくると、誰もが精神障害の特性を抱え、人の状態や振る舞いは精神障害の度合いで説明されてしまうことになります。どんな人も精神障害の度合いで評価される世界ははたして健全と言えるのでしょうか。平均から外れないことが正常とされ、平均から外れた状態や振る舞いに精神障害のレッテルを貼られる暗黒世界しか見えてきません。

また、早期に診断して支援につなげることを強調する専門家たちは、過剰診断の破壊的影響や不必要な支援のデメリットから目を背けがちです。確かに何らかの支援が必要な子は存在します。しかし、その人が必ずしも精神医学的診断や、精神科医療福祉的支援を必要とするわけではありません。そのような診断や支援がかえってその子の可能性を奪うこともあります。本来は他の道があったのに、無理やり精神医学的支援の枠内に取り込んでしまったために、一生障害者として生きる以外の選択肢がなくなっている人がいます。不適切な治療につながって健康や命すら奪われてしまう人もいます。

スティグマの軽減というのも、概念拡大派の勝手な言い分です。なぜならば、発達障害は先天的な脳機能障害であり、一生治らないという「イメージ」が浸透してしまっている現実があるからです。それを払拭させずにただ概念だけ拡張することは、スティグマと過剰診断をいたずらに広げる結果になるでしょう。

周囲の非合理に逆らうことが発達障害とみなされる

常に集団や多数派が正しく、合理的だと考えるのは暴論でしょう。その説が正しければ、仲間外れをする多数派の方が常に正義となってしまいます。しかし、こと日本社会において、集団から外れることはしばしば「異常」とされてしまいます。

学校など集団生活を営む上で、空気が読めない人、集団にとけこめない人、まともに話せない人は異物扱いされがちです。そのような人を馬鹿にする風潮は以前から日本にありました。KY（空気読めない）、コミュ障（コミュニケーション障害に由来する蔑称）、アスペ（アスペルガー障害に由来する蔑称）という言葉が流行するのも納得できます。

集団から外れる子は、「変な子」「おかしな子」と言われ、仲間外れやいじめの対象にもなります。それ自体は昔も今もそう変わらないでしょう。しかし、今は別の要素があります。「発達障害」という概念が歪んだ形で使われ、排除の正当化に使われるのです。変な子、おかしな子というのは単なる悪口であり、仲間外れやいじめという行為は非難の対象になります。ところが、発達障害という概念で包み込むことで、実質的には悪口や差別、いじめであっても「支援」に見せかけることが可能となったのです。

大多数が非合理的な行動をする中、それに流されることなく信念を貫き、合理的な行動を取ることができる人は貴重です。しかし、おかしなことに日本ではそのような人が発達障害とみなされてしまうのです。正式に診断されたわけでもないのに、医師でもない教員や保育士、近所の大人たちから、発達障害の傾向がある、発達上の特性がある、といった言葉で子どもたちが評価されてしまうのです。

それはまさに、発達障害バブルや自閉症スペクトラム拡大解釈がもたらした弊害です。発達障害の概念を広げた専門家たちはそのようなことを意図していなかったかもしれません。しかし、専門家が挙げる発達障害の例や、診断や検査に使われるチェックリストが、むしろ差別や排除の道具として使えるようにしてしまったのです。

先ほど挙げた本田秀夫医師は、著書の中で、自閉症スペクトラムに該当するとして具体例を以下のように挙げています。「話が理屈っぽい」「食事中にテレビについ夢中になってしまう」「特定の作家の漫画に熱中する」「インターネットやＳＮＳに熱中する」「女の子同士のグループでいつも行動することが肌に合わないと感じる」

正直、これらの振る舞いの何がおかしいのかわかりません。漫画に熱中して全巻買い揃えることも悪いことなのでしょうか。これを読んだ読者たちが、あくまでも特性の例であってこのような振る舞いをする人が全員ＡＳＤというわけではない、と冷静に受け止めてくれるとは限りません。特定の人物を思い浮かべて、「アイツはやっぱり発達障害だ」と考え、いじめや差別のネタに使う読者も出てくるのは想像に難くないでしょう。

さらに本田医師は、大衆に向けて一層誤解を招くような説明をしています。彼は、読売新聞社が運営するＹｏｍｉドクターで発達障害をテーマにした連載を持っていました。その中で、非合理なことを受け入れない少女のエピソードを発達障害の例として挙げています。当時多くの批判を招き、議論を引き起こした記事[*1]を一部引用します。

> 中学1年生の女の子のエピソードを紹介します。彼女は、誰からも発達障害だとは思われておらず、少し付き合いが悪いかな、という程度の普通の女の子とみられていました。
>
> ある日、中学の部活で、部員みんなで試合に行くのに、「駅前で集合」と言われました。その時、ほかの女子部員たちから、「私たちは先にコンビニで集まって、それからみんなで一緒に駅まで行こう」と誘われました。

ところが、彼女は何と答えたかというと、「面倒くさいから、私は一人で行くわ」。

中学生くらいの女の子は、グループで一緒に行動するのが好きですよね。駅で集合するときも、300メートルも離れていないようなコンビニにわざわざ集まって、そこから全体の集合場所まで仲良く歩いていく。そういうのが楽しいのです。

そんな女の子同士の付き合いを自分から積極的に断ると、ものすごく変わり者とみなされてしまいます。でも、彼女の場合、それが面倒くさいと感じるのです。そもそも駅で集合するのに、なぜわざわざコンビニに集まって短い距離を一緒に行かないといけないのか。非合理的だ、と考えたというわけです。

その後、彼女は、他の女子部員たちから「あの子、変わってる」と思われ、仲間はずれにされて部活にいづらくなってしまいました。

2017年11月15日Yomiドクター「発達障害（8）自分のやり方最優先」より一部抜粋

これは、自分のやり方、関心、ペースを最優先させたがる傾向にある自閉スペクトラム症の人の例として紹介されたものです。しかし、これを読んだ人は、群れることは人として正しい、群れたがらないのはおかしい、集団で浮く子は発達障害、発達障害は集団生活ができない、排外主義は普通のことだという印象を持ってしまうでしょう。

非合理的な自分のやり方に固執して対人関係に問題を抱えるようになっているというのな

らまだしも、周囲の非合理に同調しないのがあたかも悪いことであり、それが発達障害の特性であるかのように解説するのは不適切でしょう。もしかしたら、本田医師は例の挙げ方や記事の書き方に問題があるのではなく、本当にこのような子を発達障害と積極的にみなしているのかもしれません。彼は同連載で「精神医療の関わりを要するのは10人に1人以上[*2]」と主張していますが、集団で浮いてしまう子を何でもかんでも精神医療の対象とするのであれば、その割合の多さも納得できます。

学術論文と、大衆に向けた書籍や記事では書き方や表現が異なります。特に後者はPRが入り込むジャンルになります。論文に定評があり研究者として評価されている専門家が、大衆に対しては表現が足りなかったり、わざと誤解させるような表現を使ったりすることがあります。しかし、大衆はそのような専門家を通して発達障害の「イメージ」を形成していきます。本田医師のような大物がうかつに例を挙げることで、周囲の非合理にも同調せずに抗うことのできる本物のリーダーや、他人と違う発想ができる天才たちが、発達障害者支援の名の下でつぶされてしまうことが起きてしまうでしょう。また、学校や教員側の問題を指摘したり見透かしてしまったりする賢い子どもたちが、受診や服薬を半ば強制されてしまうようなことも起きてしまうでしょう。いや、実際に既に起きてしまっています。

旭川女子中学生いじめ凍死事件の被害少女の母親の手記から抜粋します[*3]。

爽彩が小学校4年生のとき、私たち親子にとって大きな出来事がありました。

ある日、爽彩が学校から泣いて帰ってきたことがあって。担任の先生に理由を聞いたら、学芸会の演劇の総練習のときにみんながステージの裏で喋っていて、先生が注意しても静かにならないから、「もう劇には出しません。みんなで謝りに来なさい」と、怒ったそうです。そのときに、クラスのみんなは先生に謝りに行ったけど、爽彩は1人だけ謝りに行かなかったそうです。

次の日、先生に「なんで謝りに来なかったのか？」と聞かれて、爽彩は「周りの子が喋っていたけど、自分は喋ってないから」と答えた。それでも先生は、爽彩が謝るべきだということを説いたそうですが、あの子は決して謝らなかったそうです。それで、爽彩はその日「先生に怒られた」と泣いて帰ってきた。先生からは「これだけ話して謝らないのはおかしい」と言われ、病院へ行くことを勧められました。


この母親の手記を読んで違和感を覚えたのは私だけでしょうか。少女は決して間違ったことをしていません。「おかしい」というのはあくまでも担任の主観です。私からすると、むしろおかしいのは担任です。喋っている児童を静かにさせることに失敗したのは担任です。喋っていない児童の立場からすると、喋る児童と担任の指導力不足のせいで劇の練習ができないという見方もできます。問われるのはむしろ担任の指導力不足です。

少し想像すればそれがどれだけ理不尽な話かわかるはずです。もしも自分はちゃんと税金を払い続けているのに、税金を払わない人々のせいで税収が足りなくなり、道路の補修ができずに通行できないという事態に陥った時に、役所から住民全員が謝罪しないと道路を補修しないと言われたら皆さんはどんな反応をするでしょうか。絶対に謝らないでしょう。納税の義務を果たした人に意味不明な謝罪をさせるのではなく、義務を果たしていない人と、徴収に失敗した方こそ謝罪しろと怒るのが普通でしょう。ただし、圧倒的な力関係の差があった場合、どれだけ理不尽であっても命令に従わざるを得なくなるということも同時に想像できるでしょうか。

担任教師と小学生児童の力関係を考えると、たとえ自分が悪くなかったとしても謝罪してしまうのが「普通」であり、断固として謝罪を拒否する方が「おかしい」となってしまうでしょう。全体主義国家の支配者に一国民が逆らえないのと同じです。さて、本当におかしいのは誰でしょうか。

学校や教員が理不尽なのは今に始まった話ではありません。むしろ、体罰も許されていた昔の方が学校や教員の力も強く、「謎ルール」と言うべき、理不尽で非合理的な校則や慣習も数多く存在していたでしょう。それに従わない児童生徒が「おかしい」とされたのは、今も昔も変わりません。

ただし、昔と今では決定的な違いがあります。発達障害という概念があるかないかです。

発達障害という新たな概念が、児童生徒を従わせるツールとして利用されるようになったのです。発達障害の濫用というべき状況ですが、厄介なのは「本人のため」という体を装うことができることです。

表面的には子どもの問題行動にしか見えなくても、正常な反応ということも多々あります。濡れ衣やいじめ被害など、理不尽な状況に置かれた子どもが精神的不調を示すのは正常です。おかしいとみなされている子どもの脳ではなく、その周囲に本当の問題が隠されている可能性を常に念頭におかなければなりません。

もしも病院に行けと言われたとしても、そこで病気や障害などではないと証明してもらったらいいじゃないかと言う人もいるでしょう。むしろ理不尽な状況について洗いざらい話すことで児童精神科医を味方につけた方が良いと言う人もいるでしょう。しかし、そううまくは事が運ばないのがこの世界です。既に述べてきたとおり、専門家は「証明」などできませんし、患者の話をろくに聞かず、患者や家族が自分の意に従わないと不機嫌になる専門家もいます。無条件で子どもの味方になってくれるわけでもなく、逆にその子を理不尽に扱っている側に同調してさらに追い詰める専門家もいます。運悪く質の悪い児童精神科医に当たってしまった場合、取り返しのつかないことになりかねません。

大人に逆らわなくさせるための投薬

日本の自閉症概念拡大派の問題を指摘しましたが、だからと言って私はDSM－5が正しいと言いたいわけでもありません。逆にDSM－5への改訂によってもたらされた弊害も感じています。それは、ADHDとASDを併用した診断が可能になったという点です。それまでは併存しないという認識であり、両方同時には診断できないことになっていました（実際には併用診断されていましたが）。

併存はあり得るということ自体は正しいかもしれませんが、日本の児童精神科医たちにとって、レセプト病名としてのASD診断を正当化する手段となってしまいました。日本において、ADHDに承認されている薬は商品名でコンサータ、ストラテラ、インチュニブ、ビバンセです（2022年12月現在）。一方、ASDについては、2016年に抗精神病薬リスパダール及びエビリファイが「小児期の自閉スペクトラム症に伴う易刺激性《いしげきせい》」の追加承認を取得しています。[*1・2] リスパダールやエビリファイはADHDに対する適応が認められていませんが、レセプト病名としてASDを追加しておけば、保険診療としてそれらの薬を出すことができます。

もちろん、レセプト病名をつけること自体は不適切です。厚生局（厚生労働省の出先機関）は「保険診療の理解のために」[*3]において、「実施された診療行為を保険請求する際に、審査支払機関での査定を逃れるため、実態のない架空の傷病名（いわゆる「レセプト病名」）を用いてレセプトを作成することは、極めて不適切である……（中略）……診断名を不実記載して保険請求したことになり、場合によっては、返還対象となるばかりか、不正請求と認定される可能性もある。」と解説しています。ただ、現実としてどこでも見られる話です。特に精神科の場合は診断の裏付けとなる客観的な証拠を示す必要がない（そもそも不可能）ため、実際には診断基準を満たしていない診断名をつけ、本来は保険診療で認められていない投薬をする手段となっています。

抗精神病薬は、高齢者施設や障害者施設等でも、治療目的ではなくおとなしくさせる目的で使われています。不適切ではありますが、これもよく見られる光景です。ＡＤＨＤの薬はおとなしくさせるというよりも、一時的に集中力を上げるようなタイプの薬なので、おとなしくさせるという目的では逆効果になることもあります。そこで、ＡＤＨＤと診断した子どもに対し、多動を抑えたり、副作用で眠くさせたりする効果を狙って抗精神病薬を処方する児童精神科医（あるいは発達障害を診る小児科医、小児神経科医）が存在します。

適応症とされる「小児期の自閉スペクトラム症に伴う易刺激性」も拡大解釈されやすい概念です。易刺激性とは、不機嫌、無視、怒りっぽさ、かんしゃく、泣き叫ぶ、暴力、暴言、器物破損、抑うつ、気分の変調、自傷などの行動を起こしやすい症状のことを指します。ただ、子どもが泣き叫んだりかんしゃくを起こしたり不機嫌になったりするのは普通のことです。この頻度や程度をどう解釈するかは結局主観になります。なんでもかんでもＡＳＤの症状だと疑うような児童精神科医にかかれば、子どもらしい普通の行動までも「小児期の自閉スペクトラム症に伴う易刺激性」と解釈され、安易に投薬の対象とされてしまう可能性があります。

子どもは周囲の大人に逆らうべきではないと考える人もいますが、正当な反抗もあり得る話です。しかし、精神科医の手にかかると、反抗すること自体が「病気」「障害」とみなされてしまう可能性があります。目上の人に対して拒絶的・反抗的な態度をとり、挑戦的な行動を起こすというのは子どもや思春期にありがちな行動ですが、それが度を超えてしまうと「反抗挑戦性障害」と診断されてしまいます。成長に必要な反抗的な行動や、家族や環境に対するストレス反応とは区別されるとされますが、発達障害バブルを引き起こすような児童精神科医がしっかりと鑑別してくれる保証などありません。そこで使われるのがＡＳＤ診断です。ただし、この診断名単独では保険診療で認められた投薬はできません。ただし、親や教員に逆らうような子には「小児期の自閉スペクトラム症に伴う易刺激性」としておけば、保険診療下で堂々と抗精神病薬を処方できます。

年少者に対するエビリファイとリスパダール（及びその後発品）の投薬も目立つようになっています。具体的に、どれだけの量が処方されているのか次ページの表に示します。これらの薬は統合失調症や双極性障害等にも適応症があるため、これらが純粋にＡＳＤに対して処

◆10歳未満に対するエビリファイとリスパダール(及び後発品)の処方量

	単位	薬価	0〜4歳	5〜9歳	薬代合計(円)
エビリファイ錠 1mg	錠	27.5	11,595	2,743,005	75,751,500
エビリファイ錠 3mg	錠	61.7	1,858	677,781	41,933,726
エビリファイ錠 6mg	錠	117.3	-	56,882	6,672,259
エビリファイ内用液 0.1%	mL	61.3	53,236	782,522	51,231,965
アリピプラゾール錠 3mg「サワイ」	錠	12.0	-	26,134	313,608
リスパダール錠 1mg	錠	24.1	1,433	169,248	4,113,412
リスパダール錠 2mg	錠	39.1	-	4,339	169,655
リスパダール OD 錠 1mg	錠	24.1	-	26,297	633,758
リスペリドン錠 1mg「ヨシトミ」	錠	12.5	-	44,979	562,238
リスペリドン錠 1mg「アメル」	錠	10.1	-	43,311	437,441
リスペリドン錠 2mg「ヨシトミ」	錠	22.4	-	2,299	51,498
リスペリドン錠 2mg「アメル」	錠	12.0	-	2,040	24,480
リスペリドン OD 錠 1mg「アメル」	錠	10.1	-	2,437	24,614
リスパダール内用液 1mg/mL 0.1%	mL	67.1	26,658	326,069	23,667,982
リスペリドン内用液 1mg/mL「ヨシトミ」0.1%	mL	44.6	1,049	51,289	2,334,275
				合　計	207,922,409

参考:厚生労働省第7回NDBオープンデータ(診療年月:2020年3月〜2021年3月)
※1000未満の場合は「-」で表示されている
※薬効分類毎に処方数量の多い薬剤(上位100品目)に公表が限定されているため、実際はこれ以上の錠数が処方されている

方されたものかどうかはわかりません。いずれの用途であっても、エビリファイは6歳未満、リスパダールは5歳未満に対する安全性が確認されていません。

日本ではASDの拡大解釈による安易な診断、抗精神病薬を服用させるための形式上のASD診断が増えているのではないかと懸念しています。今や、10歳未満に対するこれらの薬の処方は年間2億円規模の市場となっています。安全性が確かめられていない4歳以下の幼児すらも処方の対象となっています。

私はここで児童精神科医のみに安易な投薬の責任を押し付けるわ

けではありません。児童精神科医が安易に投薬している事例もあるでしょうが、本当は薬を飲ませたくないのに周囲のプレッシャーに負けて薬を飲まざるを得ない状況に追い込まれている子どもたちがいます。それは、日本に元々存在していた同調圧力と、発達障害バブルがもたらした早期発見至上主義の合わせ技の結果です。集団から浮いた人々を異常視し、排除しようとする土壌があったからこそ、この発達障害という概念は受け入れられ、捻じ曲げられた形で広がり、バブルをもたらしたとも考えられます。今や末期的症状です。教員が何の悪気もなく、児童生徒の保護者に対し、子どもに服薬させるよう勧めるのです。学校で子ども同士のトラブルがあった場合、あの子は発達障害に違いない、薬を飲ませるべきだと口出しする保護者がいます。学校や周囲の子ども、保護者に迷惑をかけたくないと肩身の狭い思いをしている親は、そのようなプレッシャーに負けてしまい、不本意であっても受診や服薬を受け入れてしまいます。学校側のちょっとした機転や配慮によってそのようなトラブルを回避することはできるかもしれませんが、そのような努力をするよりも、薬でおとなしくさせた方が学校側にとっては楽でしょう。

このように、(合理的配慮を欠いた)周囲の都合で薬を飲まされている子どもがいます。薬を服用するよう圧力をかけるような人々は、ほぼ例外なく「その子のため」と強調します。もしも本当にその子のことを考えるのなら、薬で無理やり矯正するのではなく、その前に環境を整える努力をしそうなものです。ひたすら服薬のプレッシャーをかけるような人は、その子の将来よりも自分たちの都合を優先させたい本音をひた隠しにします。

　集団のために精神医学を矯正と排除の手段として用いるのであれば、ナチス時代と変わりません。最近になって、何でもかんでも発達障害を疑って児童精神科を安易に受診させることについて、現場の児童精神科医から苦言が発せられています。しかし、そのような風潮を作り出したのは児童精神科の業界自身です。発達障害を身近なものとして理解してもらおうという努力は、間違った安易なイメージを作り出し、何でもかんでも発達障害と捉えてしまう世界を作り出したのです。そして、薬で手っ取り早くおとなしくなってもらうことが子どもの最善であると短絡的に考える大人を生み出したのです。児童精神科医たちからは、そのような大人を非難する声は聞こえてきても、自分たちがそれを作り出したという自覚も反省も見られません。

第4章

どのように子どもを守れるか

脅され、不安にさせられ、泣かされる母親

もはや部分的に米国すらも凌駕するほどまでに膨れ上がった発達障害バブルは、確実に日本社会を変えてしまいました。発達障害者支援の名の下で理解と寛容をもたらすはずの発達障害の概念が、不当な矯正と排除の手段として使われている光景があちこちで見られます。被害に遭うのは当事者だけではありません。特に母親が追い詰められているのを日々実感しています。

今や、保健所も園も学校も早期発見至上主義に凝り固まっています。過剰診断の深刻な被害を知らない保健師や看護師、心理士、保育士、教員らが、検査やチェックリストを盲信しています。彼らは、発達障害の診断や治療は科学的であるに違いないと信じ、質の低い専門家の存在も知りません。それゆえに、早期発見して早期に専門家につなげることこそが最上の支援だと心底信じています。中途半端に知識があるため、保育園や幼稚園で「一斉指示に従えない」という理由だけで発達障害を疑い、児童精神科につなげるようなことが多々あります。

まともな専門家であれば、むしろ管理者側に問題がある可能性に気付いて安易に診断しませんが、過剰診断など問題無いという姿勢の専門家に運悪く当たってしまった場合、一生誤ったレッテルが付きまとうことになりかねません。たとえ本人の脳に全く問題なく、管理

者側に問題があったとしても。

最近目に余るのは保健師に泣かされる母親です。核家族化し、近所付き合いもなく、孤独に育児をしている母親は珍しくありません。子育ての悩みを相談できる相手のいない母親にとって、保健所の保健師は拠り所です。ところが、早期発見至上主義に毒された保健師によって脅され、不安にさせられ、泣かされるという事例が多々見受けられます。少しでも子どもの発達が平均よりも遅れていたら、すぐに専門的な検査や診断を受けるよう促す保健師がいますが、それが脅しや恫喝を伴う場合もあるのです。

子どもは様々な健診を受けます。そこで発達障害が疑われ、専門機関につながれることもあります。保育園や幼稚園、学校から受診を促されることも多々あります。本来受診は強制させられませんが、受診を拒否する親は責められます。その際、「障害を受容できない親」とレッテルを貼られたり、虐待の一種である「医療ネグレクト」とまで言われてしまったりします。検査の手法や結果に疑いを持っていたとしても、受診を促す側に問題があると感じていたとしても、そのようなプレッシャーに負けて泣く泣く子どもを病院に連れていく親がいます。

受診先の専門機関がまともである保証などありません。大学病院や公立病院の児童精神科であれば大丈夫だと考えるのはあまりにも短絡的です。むしろ、そのようなところで被害に遭ったという報告が私のところに寄せられています。

例えば、とある大学病院の児童精神科では、6歳未満に対する有効性と安全性が確かめられていない抗ADHD薬ストラテラが、親に十分な説明もなく5歳児に処方されていました。効果が見られず、どんどん増量された挙句、同じく6歳未満への有効性と安全性が確かめられていないコンサータが追加されることになりました。薬やその処方の姿勢に疑問を持つようになった母親が主治医に質問したところ、覚悟が足りないなどと激高されました。その態度に不信感を抱いた母親は、他の病院に変えました。そこで薬は必要ないと判断され、無事中止することができ、むしろその後は穏やかに過ごせるようになりました。

とある公立の児童精神科にかかり、薬物治療を始めた小学生男児は、夜中に暴れるようになりました。その度に親が男児に付き添い、落ち着くまで何時間も対応するなど、親も子どもも疲弊する日々が続きました。親は薬のせいではないかと主治医に尋ねたところ、絶対に止めないでください、飲まないと大変なことになりますと言われ、逆に薬を増やされるばかりでした。何ヶ月も一向に改善する兆しもなかったため、家族は限界を迎え、薬を止めたところぱったりと暴れることがなくなりました。

これらはあくまでも一部の例に過ぎません。ほとんど説明なく薬を出されたり、出された薬によって問題が起きている可能性が高いのに減量や中止すら検討されなかったりするというのは、私にとってはよく聞く話です。医薬品添付文書の「重要な基本的注意」すら守られていないのです。これは、プロのドライバーであるタクシーの運転手が、車体に貼られている警告ラベルの表示を無視して車を運転するようなものです。たとえ何かを取り扱う専門的な資格を持っていたとしても、メーカーの注意喚起を読まない、理解できない、知っても無視するというのはプロとして失格です。

その他にも、初診時のわずかな問診だけで簡単に診断が下されていきなり薬を処方された、高圧的な態度で一方的に指示を出される、わからない点を明らかにしようと質問すると激高される、診断の根拠を尋ねてもまともに答えてくれない、そもそも会話が成り立たない、といった苦情もよく耳にします。大人ともまともにコミュニケーションできない児童精神科医が、どうやって子どもに心を開かせるのか甚だ疑問です。とにかく、子どものこころの専門家という「イメージ」と実態のギャップに親がショックを受ける様子が見受けられます。

私はここで、私の知っている個別事例を過度に一般化するつもりはありません。どの児童精神科医もそうだと言っているのではありません。薬や受診を止めることを推奨しているわけでもありません。重要なのは、どれだけ立派な肩書きを持とうが、どれだけ有名な医療機関に所属しようが、医師としての基本中の基本すら守れない専門家が存在するという事実を知っておくことです。信号も守れないタクシーに運悪く乗り合わせてしまう機会は日本では滅多にないでしょうが、そのレベルの児童精神科医に運悪く当たってしまう可能性は十分にあります。

子どもを守るためにまず必要なことは防犯の知識を持つことです。なぜならば、受診を勧めてくる人々は絶対にそのような情報を教えてくれないからです。専門的知識もない教員らはともかく、本来は中立であるべきはずの公的機関も、負の情報を全く伝えないのです。医療機関側にとっては負の情報ですが、受診する側にとっては身を守るために必要な情報です。

ここで非常に重要なことを指摘しておきます。つながれた医療機関で被害に遭ったとしても、つないだ人々は一切責任を取りません。一切のリスクを説明することなく強引に投資話に巻き込み、その人が損失を出してしまったら知らん顔するようなものです。それどころか、自分たちも知らなかったと開き直るのです。

何があっても自己責任とされてしまうので、最低でも以下を知っておくべきでしょう。

- 専門家が正しい診断、適切な治療をできるとは限らない。（最重要！）
- 基本すら守れない質の低い児童精神科医、児童精神科医療機関が存在する。
- 行政機関は医療の中身まで指導する権限がないため、質の低い医療機関、医師が放置されている。
- 精神科領域において絶対的に正しい診断は存在せず、1人の医師の診断が絶対視されるのは不適切。診断は意見であって証明ではない。
- チェックリストに当てはまるだけでは本来診断できない。その状態や振る舞いを引き起こす他の要因（特に身体的問題）について徹底的に調べて除外する必要がある。また、その症状があっても問題なく社会生活を送れている場合は診断も不要である。身体的検査もなく、生育歴や普段の生活の様子についても確認せず、初診のわずかな問診だけで診断することはあり得ない。

- 医薬品添付文書に記載されている「重要な基本的注意」を無視した投薬が横行している。
- 精神科医師の倫理綱領（後述）に違反した反倫理的行為が横行している。

防犯意識と知識があれば、未然に悲劇を防ぐことができます。特に日本人は「お医者様」を無条件で信用してしまう医者信仰のような風潮があり、主治医の対応に疑問を抱いても、即座にそんなはずはないと打ち消して目を逸らしてしまいます。防犯意識を持ち、専門家信仰を捨てるのは大前提です。しかし、それだけでは被害は防げません。なぜならば、何が適切であるのか、何が不適切であるのかを知らなければ、相手の不適切さに気付けないからです。それには知識が必要です。

世の中には、理不尽に他人を責める人が存在します。自分の落ち度を隠すために他人を責める人がいます。また、本人は善意のつもりで他人を追い込む人がいます。自分で調べて納得した上で受診や治療を選択するのであればまだしも、そのような人々に不安にさせられ、責められ、強要される形で受診や治療に結びついても良いことはありません。そのような人々はしばしば権威と同調圧力を使ってくるので、それに真っ向から抗うのは困難かもしれません。しかし、知識を持つことでうまく回避したり、影響を受けなくなったりすることは可能です。本章は、子どもを守るために役立つ情報を扱います。

鍵を握るのは人権

もしも、「狂っているのは自分ではなく世の中だ!」と発言しようものなら、その発言自体が狂っている証拠だ、などと言われてしまうでしょう。あるいは、生きづらさを感じるのならそれはあなたが発達障害だからよ、と優しく説得されてしまうかもしれません。さて、たった一人だけ正しく、他の全員が間違っているようなことなどあり得るのでしょうか。それともやはりその本人の認知が狂っているのでしょうか。

実は「世の中」の範囲を限定すればあり得る話です。その人にとって世の中、すなわち自分が属している社会とは、せいぜい友人グループの話かもしれません。学校や会社、あるいは近所のコミュニティというレベルの話かもしれません。全体主義国家のように国家レベルで正気さが失われることもあることを考えたら、より狭い社会の全体が狂っているということは十分にあり得ます。ブラック企業の不正を内部告発した人が社内いじめに遭ったり、ボス格に楯突いたためにクラス内で総いじめに遭ったり、裁判所が不当だと認定するレベルで村八分(地域ぐるみの仲間外れと嫌がらせ)が行われたり、いくらでも実例は挙げられます。

まるでそれは集団のナチス化です。

学校など閉塞した集団は時にナチス化します。権力を持つ人がまともであるとは限らないのは人間の歴史が証明しています。横暴な支配者によって民が苦しめられてきたのは歴史の常です。その反動で群衆が暴走するのもお決まりのパターンです。しかし、圧制、侵略、戦争、暴動といった苦難を乗り越えてきた人類は、支配者や群衆の暴走を食い止める装置も開発してきました。それが「人権」です。

人権とは、誰もが生まれながらに持っている権利です。それは、たとえ親であろうが国の支配者であろうが、侵すことのできない永久の権利です。それが共通の認識として合意されている社会においては、たとえ上に立つ人が不当に権力を振りかざしてきたとしても、それに対抗する手段があります。

ありがたいことに、日本において人権は憲法によって保障されています。さらには、日本政府は世界人権宣言に沿った様々な国際人権条約（例：子どもの権利条約、障害者権利条約）を批准し、それに従って国内法を整備してきました。つまり、形式上は人権が存在する社会となっています。しかし、それだけでは絵に描いた餅です。人権が知られ、使われていない限り、それは実質的に存在しないのも一緒です。日常的にいじめ、差別が見られるのは、まさにそれを意味しています。

なぜ日本には人権が定着しないのでしょうか。人権について十分に啓発・教育されていないというのは主要な理由の一つですが、それ以前の問題として、人権に関する誤解や悪いイメージが人権の普及を阻害していると言えるでしょう。というのも、人権を盾に過剰な要求をしたり、人権を政治の道具にしたり、権利だけ主張して義務を果たさない人の方便として使われたりする様子を人々が見てきたからです。いわゆる「人権屋」によって人権が誤用、濫用されてきた事実ばかりに注意が取られ、自分たちが生きて行く上で必要不可欠だという意識を持たなくなっているのです。

私が日本支部代表世話役を務める市民の人権擁護の会（Citizens Commission on Human Rights）も、その名称に「人権」が入るため、名乗るだけでも警戒され、過剰反応されることもあります。しかし、なぜ精神医学、精神医療の問題に取り組む団体が「人権」を掲げるのでしょうか。

ここで同会の設立経緯や目的を説明します。１９６９年にニューヨーク州立大学名誉教授の故トーマス・サズ博士とサイエントロジー教会によって設立されましたが、[*1]設立当時のアメリカは精神医学の濫用によって患者のみならず一般市民の人権も危ぶまれる状況でした。精神科医によって判定された人をアラスカの強制収容所に送り込む計画が立てられたこともありました。市民運動によってその計画は阻止されましたが、暴走する精神医学を監視する存在が必要なのは明らかでした。

これはアメリカだけの問題ではありませんでした。世界各国で精神医学は濫用され、人々の人権が侵害されていました。日本支部が設立されたのは1992年ですが、その時点でもう手遅れ状態でした。優生思想を伴った精神医学は戦後の政策に強い影響力をもたらしていました。精神障害者に対する優生手術（強制不妊手術）が遂行され、質の低い精神病院が乱立し、隔離収容政策が徹底され、世界に類を見ない精神病院大国となっていました。各国で直面する状況は異なりますが、精神医学による人権侵害について調査・摘発し、精神医学を法の下に戻すという目的で活動しているのが同会です。

精神医学を法の下に戻すというのはどういう意味でしょうか。それは、精神医学が法を超えた存在であることを示唆しています。殺人や暴力、性的暴行、不当な拘束などは法の下で厳しく罰せられる行為ですが、医療という隠れ蓑によって罪にも問われない状況があります。日本においても、法律どころか、批准する条約や憲法にも反する状況でありながら、取り締まられていないという現実があります。それだけではありません。精神医学は、憲法や条約で保障している人権すらも奪える強大な力を持っています。つまり、あらゆる法規からの制約を受けず、不可侵であるはずの権利を人から奪える存在となっています。ですから、それを本来の位置に戻すのが我々の活動目的です（図参照）。

1948年に制定され1996年まで続いていた旧優生保護法は、障害者に対する強制不妊手術を認めていました。実際に手術の対象となったのは、大半が精神障害者でした。[*2]ようやく、不妊手術を強制された犠牲者たちが声を上げるようになり、同法が違憲であった

精神医療を法の下に戻す？

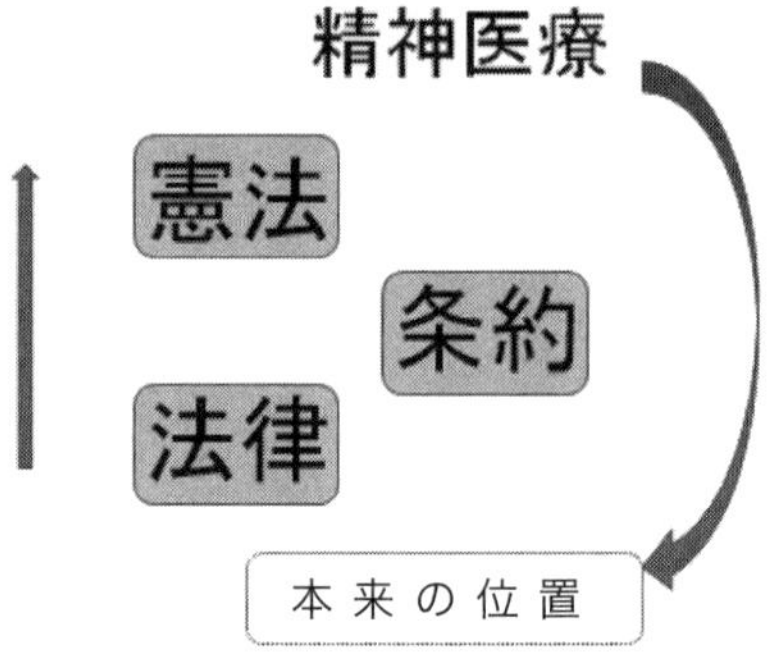

ことを認める判決が相次いでいます[*3]。これは決して過去の話ではありません。精神障害者の処遇などについて定めている精神保健福祉法（現行法）は、1950年に精神衛生法の名称で成立しましたが、旧優生保護法と同じ差別的価値観が根底にあります。法案審議の際、日本精神病院協会顧問であった中山壽彦参議院議員が提案理由として「この法案はいやしくも正常な社会生活を破壊する危険のある精神障害者全般をその対象としている」（第7回国会　衆議院厚生委員会　昭和25年4月5日議事録より）と説明しています[*4]。

旧優生保護法が日本国憲法公布後に成立した点は注目に値します。既に憲法によって基本的人権の尊重がうたわれていたにもかかわらず、後に違憲と判定される差別的な法律が成立したのです。現行法である精神保健福祉法も、憲法や日本が批准する国際人権条約と照らし合わせると、明らかにそれらに反する状況が多々見られます。将来、精神保健福祉法も違憲だと判定される日は必ずやってくるでしょう。

人権という観点から精神医療の問題を考えるとシンプルになります。精神医療現場ではあるべきはずの人権がない状況です。それが全てです。多くの当事者は、障害者だから特別な権利を与えろと言っているのではありません。そもそも誰にも認められているはずの人権が不当に制限されているので、他の人と同じように認めて欲しいと主張しているのです。

条件は一切問わず、国民誰もが一律に10万円の給付金をもらえるという中で、勝手に誰かがその原則を無視して特定の人たちへの給付を制限したり、ピンはねして本人には満額渡さなかったりしたらどうでしょうか。1万円しか受け取っていない人が声を上げるのは当たり前でしょう。精神科病院における精神障害者の人権を10万円給付にたとえると、ピンはねされた9万円を満額返せとまでは言わないのでせめて1万円だけでも返して欲しいという当事者の悲痛な声すらも認められない状態です。

例えば、２０２２年6月9日に報告書をまとめた厚生労働省の検討会（地域で安心して暮らせる精神保健医療福祉体制の実現に向けた検討会）に関して、共同通信は以下の記事を配信しています。[*5]

虐待通報の義務化、明記せず　精神医療、厚労省検討会

２０２２年６月９日共同通信
精神医療に関する厚生労働省の有識者検討会は９日、報告書をまとめた。直前までの案では、精神科病院で虐待に気付いた職員らに自治体への通報を義務化する方針を明記していたが、盛り込まなかった。強制入院の制度についても、当初案にあった縮小方針を削除。いずれも日本精神科病院協会が反発したためとみられ、後退した。
厚労省は年内の臨時国会にも精神保健福祉法改正案を提出する方針だが、当事者や障害者団体からは「患者の権利が守られない」と落胆や批判の声が上がっている。
虐待については、福祉施設や雇用主には障害者虐待防止法で通報が義務付けられているが、医療機関は対象外だ。（以下省略）

圧力をかけたとされる日本精神科病院協会の会長である山崎學医師は、同協会が発行する機関誌の巻頭言で同検討会について散々苦言を呈しています[*6]。厚労省に対しても「対日審査などという外圧に対して姑息な言い訳で取り繕うのは恥ずべき行為だ」「人権屋に扇動されて我々の努力を踏みにじり、低医療費政策を続けるつもりなら、精神科医療を国営化してごらん」（２０２２年５月号巻頭言）とまで挑発しています。

対日審査とは、障害者権利条約に関する国連の審査のことを指します。日本が同条約を批准してから初めての審査を２０２２年８月に控えていたのですが、日本の強制入院制度は、同条約第14条第1項「いかなる場合においても自由の剥奪が障害の存在によって正当化されない」に実質的に違反しているため、国連からの厳しい勧告が予想されていました。実際、同年9月に出た勧告は、強制入院を障害に基づく差別だとみなし、強制入院による自由の剥奪を認めている全ての法的規定を廃止するよう求める厳しい内容でした。

法律よりも上位にある条約や憲法で保障されている権利すら踏みにじられている現状を何とかしたいという人々の努力も、それを侵害している側にとっては「人権屋」の扇動にしか見えないのかもしれません。ただ、国が精神保健政策を民間の精神病院に丸投げしてきたというのも事実であり、生き残りをかけて民間精神病院も利権の保持に必死であるという事情があります。当然様々な団体に様々な言い分があるでしょう。国も、丸投げしてきた手前、頭が上がらないのでしょう。しかし、人権という観点から見た場合に法令が機能していない、あるいは法律自体が憲法や条約に合致していないという状況がある以上、是正しなければなりません。それこそが根本だからです。

確かに、医療も経営も重要です。しかし、それは基本的人権の尊重という大原則の上で成り立っていることを忘れてはいけません。本来のあるべき形に戻すという当たり前の動きに対し、過剰な反応をする人々がいます。もちろん、精神医療従事者にも人権があり、患者家族にも人権があり、一般市民にも人権があり、それらが当事者の人権と対立することはあり得ます。公共の福祉という概念の下、衝突する人権について調整する必要はあるでしょう。

しかし、過剰な反応をする人々はその議論すら許しません。人権があるべき姿に戻されたら困る人々は、わざと人権を歪ませ、人権の価値を貶めます。

鍵を握るのは人権です。精神医療現場に人権をもたらす重要性は言うまでもありませんが、それだけでは不十分です。交通事故の発生後の対応を改善するのは重要ですが、同時に事故の発生そのものを防ぐ努力をしなければ根本的な問題解決につながらないのと同じです。様々な領域に人権をもたらさない限り、精神的不調に陥り、精神科受診を余儀なくされる人々を減らすことはできません。

精神科を受診する人々が急増している背景には精神医学のマーケティング化がありますが、そこと連動する形で集団のナチス化という現象も見られます。ナチス化という表現は過激かもしれませんが、一部の支配的な人々による人権侵害が横行しているという意味と、集団からはみ出す人々に対する矯正と排除の手段として精神医学が使われているという二つの意味を込めています。

日本国憲法の施行（1947年5月3日）や世界人権宣言の採択（1948年12月10日）から70年以上経った現在も、いじめや差別、虐待、様々なハラスメントであふれています。それはひとえに実態としての人権が存在しないからです。法整備によって徐々に改善されている領域もありますが、人権そのものが十分に知られておらず、使われていないのが現状です。そのような領域には精神医学の濫用が入り込みやすく、ナチス化してしまう危険性があります。

いじめや差別は、加害者の性格の悪さではなく、単なる無知から引き起こされている場合もあります。イデオロギーや濫用ではない本物の人権について理解をもたらすことができれば、自分の権利を守るというだけではなく、他人の権利を尊重しようという気持ちが自然と人々の間に芽生えてきます。人権は防御の手段として使うだけではなく、その環境を安全に変える手段として用いることもできるのです。

権利を知り、権利制限の根拠を確認する

もしも所属している集団で理不尽な扱いを受けているのであれば、最初にすべきことがあります。その集団の書かれた規律（規程、規則、規約などと呼ばれるもの）に目を通し、自分の置かれた状況に対して使えそうな条項を確認することです。大抵の場合、個人の義務と権利、守るべきルールが書かれてあります。そこで違反の状況や侵害されている権利を確認することができれば、何らかの手を打つことができます。

そこに使えそうなものが無い場合、関係する法令（法律と、それに応じた政令、省令、規則など）や条例に目を通す必要が出てくるでしょう。もっとも、これらを全て勉強するのは骨が折れるので、それらに精通している専門家や役所に相談する方が現実的です。

そうすると、法令で定められているルールが現場では守られていなかったり、ちゃんと認められている権利が不当に制限されていたりすることに気付くことが多々あります。それらを明確にすれば、行政に介入を求めることもでき、理不尽な状況を改善することが可能になります。

しかし、法律は完璧ではありません。現行の法律ではカバーできない問題が生じることもあります。憲法や条約と合致していない法律ができてしまうこともあります。法の不備があるのであれば、それを指摘し、改善するよう立法府に求める必要が出てくるかもしれません。なぜ自分の身を守るためにわざわざこんな大変なことをしなければならないのかと感じるかもしれませんが、実はこれは国民の責務です。日本国憲法第12条にはこのように書かれてあります。

第十二条　この憲法が国民に保障する自由及び権利は、国民の不断の努力によつて、これを保持しなければならない。又、国民は、これを濫用してはならないのであつて、常に公共の福祉のためにこれを利用する責任を負ふ。

憲法は確かに基本的人権を保障しているのですが、国民の不断の努力がなければいとも簡単に失われてしまうものです。自分の権利を知り、それを主張し、周囲に理解をもたらすことは重要です。同時に、自分だけではなく他人の権利にも目を向け、それを認めて守る必要があります。権利を保持するためには一定の努力と責任が必要です。ここで日本国憲法第13条についても触れておきます。

第十三条　すべて国民は、個人として尊重される。生命、自由及び幸福追求に対する国民の権利については、公共の福祉に反しない限り、立法その他の国政の上で、最大の尊重を必要とする。

ここで重要なのは、人権が無制限に認められるわけではないということです。人権を盾にすれば何でも許されるわけでもありません。「公共の福祉」とは、「お国のため」とか「社会全体のため」のような抽象的な価値を示すわけではありません。もしもそうだとしたら、強い国家を作るために不良な遺伝子を持つと見なした人々を抹殺したナチスの価値観と通ずることになります。「すべて国民は、個人として尊重される」と明記されているよう、集団のために個人の権利を無視すべきというわけではありません。個人の人権を制限する根拠となるのは、別の個人の人権を保障するためになります。

人権は制限され得るのですが、正当な権限や根拠がないのに、不当に権利制限をする人々がいます。何らかの権利の制限については、必ず法的根拠が必要となります。その根拠法令が示す条件や手続きに則らない限り、権利制限できないのが通常です。

　例えば、薬を飲まないのなら学校に来るなと児童生徒に強要する、公立学校の教員も存在します。しかし、その教員には児童生徒の学ぶ権利を制限してまで、登校をさせない権限、薬の服用を強要する権限があるのでしょうか。このような場合、根拠を確認することで大抵は解決します。

「そういう決まりですから」「それが当たり前ですから」「そういうことになってますので」などといった口頭での説明を絶対に受け入れるべきではありません。絶対にです。なぜならば、そのような説明に根拠が無いことも多々あるからです。そこで何でも受け入れるのではなく、根拠を尋ねる必要があります。ただ、「じゃあ根拠を示せ」とケンカ腰で迫るとこじれてしまう可能性が高くなります。相手の機嫌を損ねることなく、しかし確実に急所を突く良い言い回しがあります。それは「こちらの勉強不足で申し訳ありません。それは具体的にどの法令でどのように説明されているのでしょうか。確認して勉強しますので教えてください」というものです。

　同様に、正当な権利を行使して正当な手続きを踏んでいるにもかかわらず、「できないことになってます」「そういう決まりです」などと拒否するような人（特にお役所や学校）に対しても、その根拠を示させることで対処できます。私が例の言い回しを使うと、たいていの場合、相手方は困り果てます。しばらく待たされた上、全く状況に合わない法令の条文を示されることもありますが、その矛盾を淡々と指摘すると、最終的には向こうが折れます。たまに根拠法令を示すこともできず、無理やり話を終了させようとする人もいますが、担当が話にならなければ、単にその上司に直接確認するだけです。このようなトラブルは、①自分の正当な権利を知り、②口頭で権利制限するような人に対して根拠を示させる、というステップでだいたい解決できます。

さて、相手が役所や学校であればまだ話が通じるのですが、医療機関、特に精神科医療機関が相手だとそう簡単には事が運びません。なぜならば、治療に関することは医師が決め、患者はそれに従えば良いという、パターナリズムと呼ばれる古い価値観に囚われている医師も多いからです。患者は素人なんだから、黙って俺の指示に従っていたらいいんだ、という態度の主治医に対し、法的及び医学的根拠の説明を求めるのは勇気がいることです。ましてや、精神科病院に入院している患者にとって、主治医に面と向かうのは厳しいでしょう。主治医の機嫌を損ねることによって、行動制限を指示されたり入院期間を延長されたりするリスクがあるからです。

意外かもしれませんが、患者の権利を明文化した法律はいまだ制定されていません。患者の権利を盛り込んだ医療基本法制定に向け、２０１９年に議員連盟が発足する[*1]などの動きはあるものの、いまだ実現はしていません。医療分野において、憲法の理念が十分に法律に反映されていないというのが現状です。そのような中でも、患者の自己決定権に関わるインフォームドコンセントについて、部分的に明文化されたり、最高裁判例が出されたりしています。武器は限られているものの、これらを用いることで、一方的に弱い立場からも反撃することが可能となっています。

我々の活動には「精神医学の土俵で戦ってはいけない」という鉄則があります。なぜならば、精神医学という土俵の上では、精神科医は無敵だからです。その診断や治療について、精神医学的に正しいかどうかを争点にしてもまず勝てません。基準そのものがあいまいであるため、向こうにはいくらでも逃げ道があります。ゴールポストを動かせる相手に勝負を挑むようなものです。しかし、精神医学上の正しさではなく、法律上あるいは人権上の正しさを争点にしてしまえば、無敵に思えた彼らもそこの領域では好き勝手できなくなります。手続き上の違反は、治療の内容が妥当かどうかに関係無く違反なのです。それは、たとえその人物が真犯人であったとしても、令状無しの捜査や逮捕が許されないのと同じです。

具体的には、投薬が精神医学的に正しかったかどうかではなく、医薬品添付文書の注意書きが守られていたかどうかを争点にします。身体拘束することが正しかったかどうかではなく、法令に沿った適切な手続きがなされていたかどうかを争点にします。最終的には治療内容そのものについて争いたいとしても、いきなり敵陣の本丸に乗り込むのではなく、まずは手続き上の違反という城壁のほころびを見つけ、そこから崩していくことが大原則です。

以下、使える法令や最高裁判例を紹介しておきます。

医師、歯科医師、薬剤師、看護師その他の医療の担い手は、医療を提供するに当たり、適切な説明を行い、医療を受ける者の理解を得るよう努めなければならない。

（医療法第1条の4第2項[*2]）

精神医療においても、インフォームドコンセント（医師等が医療を提供するに当たり適切な説明を行い、患者が理解し同意することをいう。以下同じ。）の理念に基づき、精神障害者本位の医療を実現していくことが重要であり、精神障害者に対する適切な医療及び保護の確保の観点から、精神障害者本人の同意なく入院が行われる場合においても、精神障害者の人権に最大限配慮した医療を提供すること。

（良質かつ適切な精神障害者に対する医療の提供を確保するための指針　2014年3月7日厚生労働省告示第65号[*3]）

医師が医薬品を使用するに当たって医薬品の添付文書（能書）に記載された使用上の注意事項に従わず、それによって医療事故が発生した場合には、これに従わなかったことにつき特段の合理的理由がない限り、当該医師の過失が推定される。

（1996年1月23日最高裁判決[*4]）

精神科医は、向精神薬を治療に用いる場合において、その使用する向精神薬の副作用については、常にこれを念頭において治療に当たるべきであり、向精神薬の副作用についての医療上の知見については、その最新の添付文書を確認し、必要に応じて文献を参照するなど、当該医師の置かれた状況の下で可能な限りの最新情報を収集する義務があるというべきである。

（2002年11月8日最高裁判決[*5]）

また、発達障害や精神疾患を理由に、医療機関ではなく学校や施設等が服薬の強制をする（服薬しないと授業や行事に参加させないなど）という事例がありますが、医師にすら服薬を強制する権限が無い以上、学校や施設にその権限はありません。そのような状況に対しては、以下の法律の条項で権利を確認した上で、服薬を強制できる権限、服薬しないことを理由に権利制限できる権限について法的根拠を求めたら良いでしょう。

発達障害者の支援等の施策が講じられるに当たっては、発達障害者及び発達障害児の保護者（親権を行う者、未成年後見人その他の者で、児童を現に監護するものをいう。以下同じ。）の意思ができる限り尊重されなければならないものとする。

（発達障害者支援法第3条第4項[*6]）

行政機関等は、その事務又は事業を行うに当たり、障害を理由として障害者でない者と不当な差別的取扱いをすることにより、障害者の権利利益を侵害してはならない。

（障害を理由とする差別の解消の推進に関する法律第7条[*7]）

とにかく重要なことは、個人の権利や基本的な法律について知っておくことです。知らなければ、理不尽な、あるいは不当な要求にも屈してしまいます。本来相手側に義務や責任があることまで全部負わされることにもなります。社会的な人ほど、自分や身内が他人に迷惑をかけたのであれば、償いとして何かしなければならないと考えてしまいます。そこにつけ込んで来る人がいます。一昔前なら、接客態度が気に入らないと言われ、土下座を強要する客に屈する店員も多かったことでしょう。それは相手の行為が違法であることや、店や店員に権利や権限があることを知らなかったからです。報道で取り上げられるようになって、ようやく店員も毅然と対応できるようになりました。知識は身を守ります。

精神科医師の倫理綱領

患者は通常素人であるため、主治医の診療がはたして適切なのかそうではないのかすぐに判断できません。患者の人権を平気で侵害したり、性的に搾取したりする精神科医も少なからず存在するのですが、それが通常の治療の一環であるかのように誤認させられた場合、患者は主治医のおかしさに気付くことができません。

しかし、ありがたいことに、精神科医がどうあるべきかについて精神医療業界から具体的な指針がようやく示されました。精神科医師の倫理綱領[*1]およびその細則[*2]です。私はその内容全てに同意するわけではありませんが、患者にとって判断の基準となるという意味で大変有用です。

これは、日本最大の精神医学会である日本精神神経学会によって制定されました。同学会に所属しない精神科医もいるので、自分にはその倫理綱領は適用されないと主張する精神科医がいるかもしれません。しかし、この倫理綱領は会員のみに適用する会則というよりも、広く一般的に精神科医師として遵守すべき事項を掲げたものです。これに違反したからといって罰せられるわけではなく、何の法的効力もありませんが、民事訴訟となった場合に一つの判断材料となり得ます。

患者が主治医の診療や言動に不信感を抱いたとしても、感覚的なものである以上、確信にはなかなか至れないでしょう。また、他の人に「あの先生はおかしい」「納得いかない」「信用できない」などと言ったとしても、すぐに理解してもらえるとは限りません。逆に、病気の症状で被害妄想に駆られているのではないかと疑われてしまうかもしれません。しかし、この倫理綱領細則に照らし合わせると、具体的に主治医のどこが反倫理的であるのかを理解することができ、他人にも示すことができるようになります。

「精神科医師の倫理綱領細則」で検索すると、日本精神神経学会のホームページで全文を確認することができますが、そこから患者目線ですぐに使うことができそうな箇所を以下に抜粋しておきます。

1 【人間性の尊重】精神科医師は、いかなるときも精神を病む人びとの尊厳と人間性を尊重する。

1・1 人間性の尊重 ……精神科医師は、この権利をふまえ、いかなるときも精神を病む人びとを個人として尊重します。

1・2 障害者の権利への配慮 ……精神科医師は、精神を病む人びとに対しいかなるときも不当な差別的取扱いをしません。

2 【適正な評価】精神科医師は、精神を病む人びとに関して可能な限り科学的かつ客観的な評価を行う。

2・1 診療に関する適正評価 ……精神科医師は、非科学的な評価や差別・偏見を含む評価を行ってはならず、そのような評価には与しません。

3【最善の利益の提供】精神科医師は、他の専門職、さらには広く国民と協力し、精神を病む人びととの最善の利益となる精神科的治療ならびに包括的な援助を提供する。

3・1 治療の提供 ……精神科医師は、本人の意思を汲み取り、科学的エビデンスや最新の情報をふまえて適切な治療を検討し、インフォームド・コンセントに基づいて治療を提供します。精神科医師は、治療内容の検討に際し、複数の選択肢を提案するよう努めます……

3・4 紹介 ……他の機関への紹介を理由として、治療契約を一方的に解除することは不適切です……

4【自己決定権の尊重】精神科医師が治療および援助を提供する際には、十分な情報提供を行い、精神を病む人びととともに有効な同意を形成するよう努める。

4・1 インフォームド・コンセント 精神科医師は、本人に十分な情報提供を行い、インフォームド・コンセントを得て医療を提供します。同意は、本人の意思・選好等をふまえた懇切丁寧な話し合いを経て確認されるべきです。

4・1・1 情報提供と説明責任 本人が医療についての自己決定権を適切に行使す

るには、どのような医療を選択し得るのか、それぞれの選択肢にはどのような利益・不利益があるのかなど、十分な情報が必要です。精神科医師は本人の病状等をふまえて、本人がよりよい決定をできるよう、十分な情報を提供します。

4・1・2　同意　精神科医師は、本人の年齢、病状、その時点での判断能力等をふまえ、適切な方法によって本人の意思を確認します……本人が医療に対する判断能力を欠く場合にも、精神科医師は、本人の意思・選好等を十分に尊重します。

5　【守秘義務】精神科医師は、精神を病む人びとに関する守秘義務を遵守する。

5・1　守秘義務　……精神科医師は、診療のみならず、あらゆる業務と関連して、業務上知りえた情報一切を守ります。

5・3　診療録の開示　精神科医師は、本人から診療録の開示の求めがあった場合、原則として求められた情報を開示します。ただし、開示された情報が本人の心身の状況を著しく損なうおそれがあるときや、第三者の利益を害するおそれがあるときには、想定された不利益を避けるために最小限度の範囲に開示を制限することが考慮されます。

6　【無危害】精神科医師は、精神を病む人びとに危害を及ぼしうる行為を避けるよう努める。

6・1　精神療法等に関連する危害　精神科医師は、精神療法やその他精神・心理に働きかける治療を行うにあたり、その利益のみならず、不利益が生じる可能性にも十分に注意し、不利益が生じる可能性を最小限とするよう努めます。

6・2　副作用の監視　……精神科医師は医薬品を適正に使用するとともに、副作用の監視を他の専門職と協力して行います。向精神薬以外の薬剤が精神症状を惹起する場合もあることから、他の医師が処方した医薬品の副作用にも注意を払います。

6・3　行動制限に関連する安全配慮　隔離、拘束、開放処遇制限など、行動制限に伴う危険を最小限に留めるには、医師の適時の診察と、看護師等との連携が不可欠です。精神科医師は、入院中に行動制限を要する人たちの心身の安全に特に配慮し、その権利の擁護に努めます。

6・5　利益と不利益に関する比較衡量　精神科医師は、治療や援助を検討する際、その有害事象や副次的影響もふまえ、本人に及ぶ危険がより小さくなるよう配慮します。例えば侵襲を伴わない治療で病状の改善が見込まれる場合、その治療は薬物療法よりも優先的に検討される必要があります。事前に見込まれる不利益が利益を著しく上回るような治療や援助は、治療・援助として不適当です。精神科医師は、事前に見込まれる不利益が利益を著しく上回る治療を行いません。例えば、薬剤の用法・用量、禁忌事項やアレルギーなどに十分に注意します。

7【乱用と搾取の禁止】精神科医師は、専門的技能および地位の乱用を行ってはならず、精神を病む人びとからのいかなる搾取も行ってはならない。

7・1　地位の乱用の禁止　精神科医師は、自らの専門的技能や地位を乱用しません。例えば、診療の相手方に対して性的接触を図る行為や、診療上の利益や不利益と関係付けて研究参加を促す、などの行為は地位の乱用にあたり、不適切です。また、精神科医師が、自ら診察を行うことなく、衆目を集める人や著名人の精神状態や人格について、本人の同意なしに公の場で精神医学的な論評することは、専門的技能と地位双方の乱用にあたり、不適切です。

※診療の相手方とは、診療を受ける本人とその家族等の同伴者を意味する

7・2　搾取の禁止　自らの優越的立場を利用した搾取、例えば性的搾取などは、特に深刻な反倫理的行為です。精神科医師は、精神を病む人びとからいかなる搾取も行いません。

7・3　人道に反する行為の禁止　精神科医師は、人道に反するいかなる行為も行いません。

8　【人格の陶冶《とうや》と技能の維持】精神科医師は、つねに人格の陶冶と品位の保持を心がけ、専門および関連領域の最新の知識と技術を習得するよう努める。

8・1　人格の陶冶　精神科医師は、つねに人格の陶冶を図り、品位を高め、専門職としての信用を維持するよう努めます。

8・2　自己研鑽　精神科医師は……精神を病むことへの偏見を招く意見や精神を病む人への差別を招く意見等には与《くみ》しません。

9　【精神科医師相互の責務】精神科医師は相互に尊重しあうべきであり、同業者の反倫理的行為を容認してはならない。

9・2　同業者批判　精神科医師は職業倫理上不適切な批判と健全な批判を適切に区別し、同業者に対する自身の行動に責任を持ちます。

9・3　反倫理的行為への対応　精神科医師は、同業者による反倫理的行為を直接発見した場合、その医師に忠告、助言、指導します。精神科医師相互間の忠告等で改善しない反倫理的行為の常態化や、反倫理的行為に伴う権利侵害がある場合は、被害者の権利を擁護する支援が必要です。

10　【研究倫理の遵守】精神科医師が臨床研究を行う際には、研究倫理に係る規則に示された倫理原則を遵守する。
10・1　研究倫理の遵守　精神科医師は、研究を行うにあたり、それぞれの研究に係る法規制および倫理指針を遵守します……
10・2　研究参加におけるインフォームド・コンセント　精神科医師は、それぞれの研究の潜在的な危険や本人の判断力等をふまえ、適切にインフォームド・コンセントを得て研究を行います……
10・3　利益相反の開示　精神科医師は、研究活動において、自らの利益相反を適切に開示し、求められた場合は利益相反について十分な説明を行います。
11【社会貢献】精神科医師は、精神保健福祉に関する適切な啓発活動を行い、精神保健福祉サービスの向上に貢献する。
11・3　ステークホルダーが関係する啓発活動等……精神科医師は、啓発活動に際して、個人的な意見、ステークホルダーの意見、科学的知識として一般的に共有される知識等を明確に区別すべきです。
精神科医師の倫理綱領細則（日本精神神経学会２０２１年６月27日制定）より一部抜粋
患者を見下す、差別的な言動をする、最初から薬物治療しか提案せず強要する、インフォームドコンセントを無視する、副作用を認めない、医薬品添付文書を無視する、といった精神科医は珍しくありません。あまりにも広く横行しているため、精神医療現場では普通のことだと思っていた人も少なからずいるでしょう。これらは明確に反倫理的行為だとみなされます。

ワイドショー等に出演する精神科医が、実際に自分が診ていない著名人や容疑者らに対し、何らかの診断名を持ち出して差別的な評価をする様子を皆様も目撃したことがあるでしょう。公開の場で、個人的な意見をあたかも証明された科学的な事実であるかのように語る精神科医もあちこちで存在します。これらも倫理綱領に照らし合わせるとアウトです。

この倫理綱領細則が画期的なのは、精神科医による性的接触、性的搾取を明確に禁止したことです。禁止といっても法令ではないため、違反したからといって刑罰が下るわけではありません。あくまでも民間団体による自主規制に過ぎません。しかし、これは非常に大きな一歩です。立場を悪用して患者と性的関係を持つ精神科医が後を絶たず、現行法では取り締まれない状況が続く中、ようやく業界から明確な基準が示されたからです。これにより、患者やその同伴者に性的アプローチをかけるような精神科医は100％おかしいという共通認識ができました。患者側があらかじめそれを知っておけば、主治医からの性的アプローチに惑わされなくなります。

主治医の診療や言動に疑問を持った場合、まずはこの倫理綱領と照らし合わせてみましょう。明らかにこの倫理綱領に抵触するような反倫理的行為があった場合、当事者間で解決できそうになければ、行政機関の助けを得るか、さもなければ業界の責任で解決してもらいましょう。「精神科医師相互の責務」と明確に掲げているからです。特に、同学会が認定している専門医・指導医（学会ホームページで検索可能）が問題を起こしているのであれば、どんどん学会に通報すべきでしょう。それを何とかするのは「同業者に対する自身の行動に責任を持つ」精神科医師の責任なのです。

主要な児童精神医学会である日本児童青年精神医学会にも学会倫理綱領が存在します[*3]。自身や家族が児童精神科にかかっているのであれば、こちらにも目を通しておくことが重要です。特に主治医が同学会の認定医あるいは会員であれば、学会倫理綱領に照らし合わせ、その診療や言動に問題が無いか確認するべきでしょう。そこには非常に重要なことが書かれてあるからです。たとえ主治医が同学会とは無関係の児童精神科医であったとしても、専門学会の掲げる倫理綱領は一つの指標になります。以下、同倫理綱領から重要な箇所を部分的に抜粋します。

前文

一般社団法人日本児童青年精神医学会は、1996年8月の世界精神医学会総会において採択された「マドリード宣言」と1999年8月の同総会で承認された倫理ガイドライン特別項目を基本にして、ここに会員の遵守すべき倫理綱領を制定する……ここでは、治療的介入や研究活動が子どもの心身の機能および人権に対して侵襲的なものにならないよう十分な配慮が必要である。

発達する存在への配慮

会員は、治療や援助の対象としている子どもが急激な発達的変化の途上にあることに十分に留意しなければならない。

子ども期は発達上の個人差が著しく、症状の変化も激しい時期にあるので評価は慎重でなければならないし、薬物の使用などの医療的処置やその他の臨床的対応にも慎重でなければならない。

契約関係にある子どもが年少であったり、障害のために的確な判断ができない場合は、会員は保護者と十分に話し合いを行い、子どもの人間としての尊厳と権利を保護するために法的助言を求める。

治療援助を行わなければ、子どもまたは子どもの周囲の人達、あるいは両者の生命と安全を危険に晒すことになるという場合を除いて、会員は子どもまたは保護者、あるいは両者の意思に反した治療はいかなるものも行うべきではない。

インフォームド・コンセント

会員が一人の人を調査・評価する場合、その目的、その結果の用途、その結果によって起こり得る影響を、調査・評価される当事者および／または保護者に告知・説明し、理解・了承を得る努力をする義務がある。会員が第3者的状況にかかわっているような場合、これは特に重要である。

会員は、諸種の事情で契約関係にある子どものインフォームド・コンセントを得られない場合であっても、アセントを得る努力はするべきである。

治療・援助過程において、子どもとその保護者はまさしくパートナーとして認められるべきである。治療・援助者と子どもおよび保護者との関係は、子どもおよび保護者が十分な情報を得た上で自由に自己決定ができるように、相互信頼と尊敬に基づかなければならない。また、会員は、子どもとその保護者が自身の個人的価値と考えに基づいて合理的な決定ができるように、必要な情報を提供していかなければならない。

守秘義務

治療・援助関係の中で得られた情報は守秘されるべきであり、その子どもの精神保健の改善にのみ用いられるべきで、それ以外に使用してはならない。

会員は個人的理由で、また経済的あるいは学問的な利益のために、契約関係にある子どもに関する情報を本人や家族の了解なしに使用することも禁じられる。

職責上の人権侵害行為（パワー・ハラスメント）の禁止

会員は、いかなる理由があっても職責上、子どもや保護者に対してセクシャル・ハラスメントなどのパワー・ハラスメント行為をしてはならない。また、会員はパワー・ハラスメント行為と誤解されないように自己の行為に対して日常的に配慮する必要がある。

（一般社団法人日本児童青年精神医学会　2013年年9月8日改正）

もしも全ての児童精神科医（及び児童精神科領域を取り扱う小児科医や小児神経科医）が、この2つの倫理綱領に示された行動規範を徹底的に守っているのであれば、私がこれまでに本書で指摘してきたようなひどい状況にはなっていないでしょう。そもそも発達障害バブルのような不自然な現象も引き起こされなかったでしょう。

いくら立派な倫理綱領が制定されても、現場の精神科医がこれを無視するのでは意味がありません。「同業者の反倫理的行為を容認してはならない」と立派なことを言いながら、反倫理的行為が横行している現状を業界内の自浄作用で正せないのであれば、もっと外野が積極的に指摘すべきです。本来、倫理綱領を使うのは精神科医側ですが、患者側がそれに精通し、反倫理的行為にNOを突きつけるようになれば、業界は変わらざるを得なくなります。

専門家への無条件の信頼は危険

ここまでお読みになった方は、児童精神科医の中には信用に値しない人物が存在するという事実を理解できたことと思います。そして、「権威」であることが必ずしも能力や人格を保証するものではないことも理解できたのではないでしょうか。

ただし、信用できる人もいればいない人もいる、というのはどこの業界でも同じことでしょう。そうであれば、ことさら精神医療業界を叩くのはおかしいのではないかと思われるかもしれません。しかし、精神科医は他人の人生を握る強大な権力を持っていることを考慮しなければなりません。その権力を悪用しようと思えば、一人の人生を破壊することなど容易くできてしまいます。

子どもに下す診断は、その子の一生を左右することになります。脳に直接作用する薬は、成長段階にある子どもの脳にどんな影響を与えるのかわかりません。そこを考慮して診断や投薬に最大限慎重になる児童精神科医もいれば、適当にフィーリングで診断を下し、適当な説明で無責任に投薬する児童精神科医もいます。併用禁忌の向精神薬を親に説明もなく児童に処方し、その後児童が突然死したことに対して何ら悪びれない児童精神科医も実在します。しかし、医療の中身まで監視・指導できない現状の医療行政のシステムでは、一部の児童精神科医のやりたい放題を防ぐことなど不可能です。

様々な犯罪的な精神科医と対峙してきた経験があるからこそ言えることですが、世の中には全く理解できない思考、動機、性癖を抱えた精神科医が存在します。他人を見下したい、虐待したい、支配したい、性的刺激が欲しい、といった自分の歪んだ欲求を満たす手段として精神医学を用い、そのために精神科医となる連中がいるのです。精神科医としての権力を与えてしまったら一番いけないようなタイプに限って、積極的に精神科医になりたがるので厄介です。資質の無い人に誤って医師免許や精神保健指定医の資格を与えてしまっても、それを直ちに取り消すことができないのが現状です。

私はこの20年間以上、将来確実に問題になりそうな精神科医たちの提言を、国や自治体が無批判に取り入れる様子を目の当たりにしてきました。有識者を招いて審議会や検討会を開き、その意見を政策に反映するというプロセスがある以上、どうしてもメンタルヘルス関連の有識者は精神科医に偏ってしまいます。しかし、その意見を鵜呑みにして失敗した歴史が繰り返されています。専門家でない我々の抗議、批判は当初完全に無視されるのですが、結局我々が懸念したとおりの問題が生じ、無視できないレベルにまで被害が出てしまってからようやく耳を傾けてもらえるということの繰り返しになっています。

専門家である精神科医の提言がことごとく誤っていると言いたいのではありません。非常に真っ当で建設的な提言もあります。しかし、精神医療業界を代弁する彼らの声は、ある点において完全に現実からかい離しているのです。それは、受け入れ先である精神科医療機関が常に正しい対処をするということです。つまり、全ての精神科医が、常に正しい診断をし、適切な治療を施すことができるということが議論の前提となっているのです。

これほどまでに現実とかけ離れた前提で施策が決定されるのであれば、結果を出すことができず、ほころびが出るのも当然と言えるでしょう。有識者である精神科医は、自分たちの業界で少なからず不祥事が起きていることや、一部の精神科医たちの診療の質がとんでもなく低いことに気付いているはずです。政策を担う責任があるのであれば、その現実を考慮した提言をするか、自浄作用を発揮して不良分子を徹底的に排除するかしないといけないはずです。

児童精神科医に対する信頼も、このような非現実的な前提から成り立っていると言えるでしょう。たとえば、発達障害の早期発見、早期支援をうたった発達障害者支援法やそれに関連した法令は、専門家は正しい診断・治療ができるという前提で成り立っており、診断のあいまいさへの警鐘、過剰診断への懸念、ずさんな診療をする一部専門家への注意喚起などといった現実的な要素は一切含まれていません。

また、たとえ受診先の児童精神科医が運良く信頼に足る人物だったとしても、児童精神医学全体のシステムや、それを取り組む医療福祉体制が、その子の将来にとってマイナスに働く可能性は十分にあります。最初から精神医学の枠外での支援があれば問題なく過ごせたような子もいます。わざわざそれを精神医学の枠内に取り込んでから支援しようとするからこじれるのです。そういう意味では、精神医学的な診断がないと支援が受けられない（あるいは受け難い）という支援体制にも問題があります。

さて、児童精神科に様々な問題があることは理解できたとしても、精神的症状に苦しむ子ども、振る舞いが周囲と深刻な軋轢を生んでしまっている子どもがいる現実は変わりません。何らかのケアが必要な子は存在しますし、医療の力を借りる必要のある場合もあるでしょう。私は頭ごなしに、児童精神科医を信用するな、児童精神科にかかるな、などと言いたいのではありません。児童精神科に救われたという当事者や家族の気持ちを否定するつもりもありません。

どうしても子どもを医療機関につなげる必要が生じた場合、児童精神科よりも前に有能な小児科で徹底的な身体検査をしてもらうことをお勧めします。なぜならば、精神症状や問題行動とみなされる振る舞いの原因には、しばしば身体的問題が隠されているからです。その事実を理解し、精神医学的診断を下す前に慎重に身体検査をして除外診断する児童精神科医は当然存在しますし、むしろそれが本来の診断の手順ですが、彼らは必ずしもそのような身体的問題の専門家というわけではありません。何でもかんでも発達障害や精神疾患だとみなす風潮に流されず、本当の原因を見つけ出すことのできる有能な小児科でまずは身体的な検査をしてもらうことが重要です。

ただし、小児科であれば何でも良いとは限りません。なぜならば、中途半端に児童精神科領域を取り扱う児童精神科医もどきの小児科医も存在し、中には十分な身体検査をすることなくすぐに発達障害の診断を下したり、安易に投薬したりする事例も見られるからです。

いずれにせよ、一旦貼られた発達障害や精神疾患のレッテルはなかなか剝がせないという現実を知っておくべきです。特に、自閉症と統合失調症、双極性障害はそうです。安易に診断を下すような専門家は、誤診が判明したとしても、誤診によって生じた被害について責任を取ることなどありません。すぐにはっきりと診断を下してくれる医師は名医、検査や経過観察ばかりでなかなか診断を確定してくれないような医師はヤブだとみなされる風潮がありますが、精神科領域に限っては、すぐに診断を下すような医師こそが危険です。

自分の専門性を譲ってはならない

最後に重要なことを皆様にお伝えします。「決して自分の専門性を譲らないで」という私からの願いを込めたメッセージです。

色々な親や教員らと話してきて見えてきたのは、メンタルヘルスに関することはあまりにも専門的過ぎるので、専門家にお任せするしかないと考える彼らの姿勢でした。メンタルヘルス＝精神医療という構図の下、メンタルヘルスの問題は全て専門家である精神科医にお任せするものだと思い込んでいた人もいました。

メンタルヘルスとは心の健康のことであり、精神科で治療を受けることに限定される意味ではありません。日常会話を楽しむこともメンタルヘルスの向上に含まれます。つまり、メンタルヘルスとは自分たちが作り、守るものです。他人の助けを借りてメンタルヘルスを向上させることもありますが、決して他人に全てを丸投げするようなものではありません。職場のメンタルヘルスは、労働環境や職員間のコミュニケーションの向上によってもたらされるように、子どものメンタルヘルスも周囲の大人たちの姿勢によって良くも悪くもなります。自分たちに責任はなくて専門家に任せるものだと周囲の大人が考えているようであれば、当然子どもたちのメンタルヘルスは悪化するでしょう。

今の親や教員は、発達障害や精神疾患に関する中途半端な（というよりも一方的に偏った）情報を持っているため、子どもが理解できない行動を取った場合、すぐに発達障害などに結び付けようとしてしまいます。それは、子どもを理解しようとする努力をやめて専門家に丸投げするきっかけにもなりかねません。

私は先日、とある自治体の教育委員会に講師として招かれ、教員相手に講演をする機会がありました。それまでにも教員相手に講演をしたことはありましたが、問題意識を持った教員が自主的に参加するような場に限られていました。それとは全く勝手が違うのは明らかでした。なぜならば、主に特別支援コーディネーターを対象とした、教員の研修の一環として講演を依頼されたからです。

特別支援コーディネーターとは、学校や園（幼稚園、子ども園）において、子どもたちの適切な支援のために、関係機関や保護者らに対する窓口となり、校内外の連絡調整の役割を担う教員のことを指します。特に、発達障害に関連して学校や園と医療機関との連携の柱となるため、「専門家」側の視点を徹底的に叩きこまれ、早期発見・早期支援こそが重要であるという国是に従う立場の人々です。

私がこの講演でひたすら説いたのは、プロである教員としての専門性を譲らないで欲しいという一点でした。児童精神科医らの専門家を否定するわけでもなく、特別支援教育を批判するわけでもなく、現場の教員を責めるわけでもなく、現時点における診断や治療、医療行政の限界をわかりやすく指摘した上で、教員という立場からどのように子どもを助けることができるのかを受講者に考えてもらう内容にしました。これには大きな手ごたえがありました。受講者の感想からは、参加した教員の多くが新たな気付きや視点を得て、教育者としての誇りと責任を取り戻したことがうかがえました。

本来、親も教員も外部の専門家も、同じ目的に向かって結束すべきです。その際、お互いの専門性を理解し、尊重するというのが理想的な光景でしょう。しかし、実際にはそのような健全な関係を保つのは困難であり、しばしば次ページのような良くない光景に陥っているのです。なぜならば、親や教員は発達障害や精神疾患に関して素人であり、専門家にお任せしないといけないと思い込んでいるからです。

問題は、自分の専門性まで相手に譲ってしまう姿勢にあります。例えば、教員は「教育の専門家」です。親は、自分の子どもについては誰よりも知っている、「その子の専門家」です。ところが、そこに「メンタルヘルスの専門家」とされる人が関係してくると、親も教員も、しばしば簡単に自分の専門性を譲ってしまいます。たった数十分という短い時間で、診

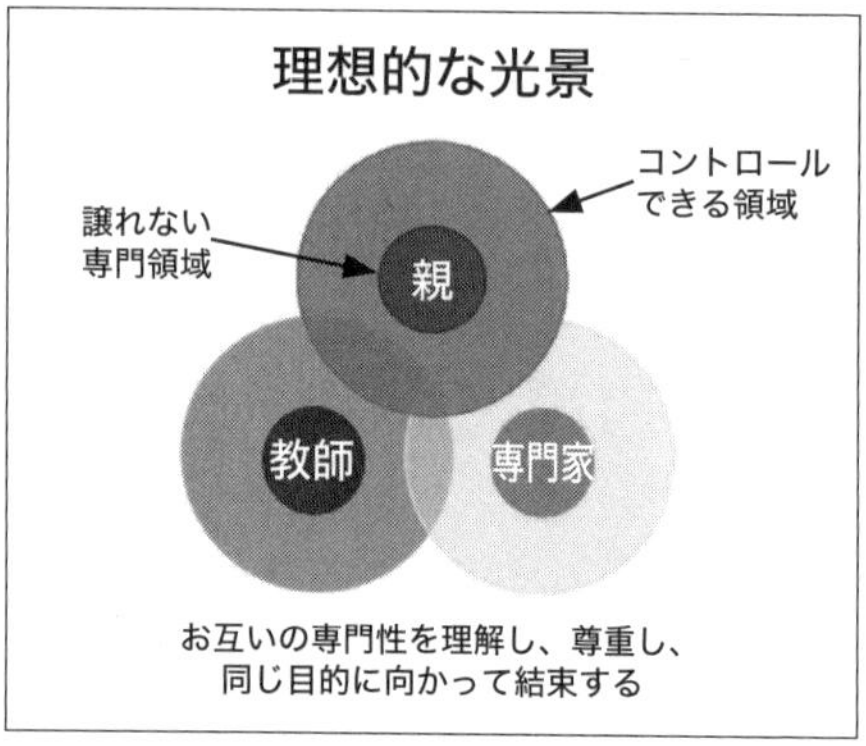

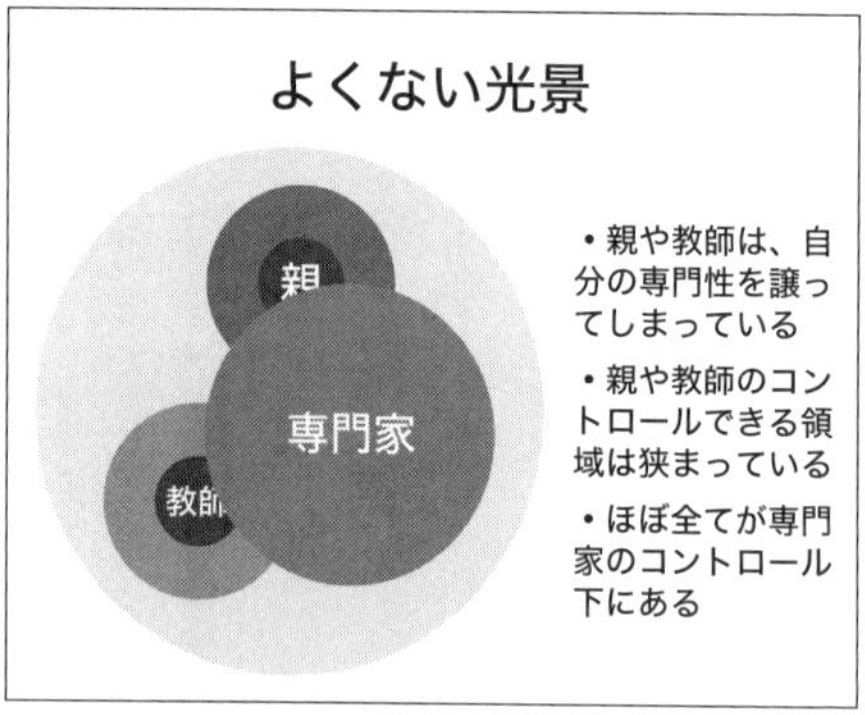

察室という限られた条件でしかその子を診ていない専門家による判定など、長い時間をかけてその子と接してきた親や教員からすると違和感を覚えることもあるでしょう。

自分の専門外の情報に気付きを得ることはよいのですが、自分の専門性から気付いた違和感のある情報・意見・評価をそのまま受け入れてしまうのはよくないことです。しかし、ほとんどの親や教員は精神科診断を科学的な証明であるかのように誤解しているため、内心おかしいと思ってもそれを受け入れざるを得なくなっています。しかし、精神科診断は証明ではなく一つの見解であるという本質を理解できれば、親や教員は専門家の診立てを尊重したとしても、積極的に専門家に意見を言えるようになるはずです。実際、183ページ以下で取り上げた、難聴が発達障害と知的障害と誤診されていたケースは、まさに教員が教育のプロとしての責任を果たしたことで子どもを救うことができた素晴らしい好例と言えるでしょう。

児童精神科の「作られたイメージ」は、しばしば悲劇をもたらします。イメージではなくその本当の姿を見て判断することが重要です。専門家は決して万能ではありませんし、妄信の対象とすべきではありません。危険な専門家も存在します。専門家と付き合う上で、決して自分の専門性を譲らないでください。専門家の下した診断名を通してその子を見るのではなく、その子自身を見てください。

おわりに

2022年7月、精神医療業界を根底から揺るがしかねない研究が発表されました。もはや常識となっていた概念に科学的根拠の無いことが、ユニバーシティ・カレッジ・ロンドンの研究チームによって明らかにされたのです。その常識とは、うつ病は脳内の神経伝達物質であるセロトニンの濃度不足によってもたらされる脳の病気だという考えです。

あくまでも仮説に過ぎないその概念は、新型抗うつ薬の開発の根拠とされただけでなく、それを売り込むための宣伝文句として非常に効果的でした。特に、心の問題で薬を服用することに抵抗のあった日本人にとって、うつ病がセロトニン不足に起因する脳の病気であり、抗うつ薬がそれを根本から解決するかのような「イメージ」は、マーケティング効果が抜群でした。

厚生労働省が運営するサイト「こころの耳」においても、学校の先生に向けた「精神障害の基礎知識とその正しい理解」と題するページにおいて、わざわざ製薬会社のホームページから引用した図を用いて「うつ病の時には、神経伝達物質（セロトニン、ノルアドレナリンなど）の放出量が不足するなどして、情報伝達がうまく行われていないことが分かっています」とうつ病を解説しています（２０２２年12月現在）。完全な虚偽とまでは言えないものの、「正しい理解」をうたうこの説明には少なくとも科学的根拠は無いのです。

これは、いかに我々が裏付けの無い「イメージ」によって振り回されているのかを象徴しています。たとえ科学的な根拠が無かったとしても、厚生労働省までもが「正しい理解」と称し、あたかも証明された事実であるかのように国民に示すのであれば、それは常識となってしまうのです。

本文で述べたように、精神疾患や発達障害について、裏付けのない「イメージ」は至るところにはびこっています。そしてそれらは伝言ゲームのごとく、受け手にとって都合良く解釈され、さらにねじ曲がった形で広がっているのです。特に教育現場は深刻です。

あいまいで根拠に乏しく、専門家間でも定義や解釈が一致せず、常に変遷し続ける概念である発達障害が、ねじ曲がった形で教育現場に広がり、質の低い教員によって都合良く解釈され、抑圧や排除の手段として使われている実態について、私はこれまで散々著作等を通して指摘し続けてきました。

しかし、文部科学省や都道府県の教育委員会、国会議員らに直接かけあっても、私の指摘は決して受け入れられませんでした。それは私の主張に過ぎず、そのような実態はあるかもしれないが、現場から報告されていないので事実かどうか確かめようがないということでした。

そのような中、問題ある教員が勝手に児童を発達障害とみなし、保護者に検査や薬を勧めていた事実が公的に認められました。野洲市教育委員会が２０２２年9月30日付で「市内の小学校で起こった教師によるいじめ行為について（お詫び）」と題する報告を発表しました。同市内の小学校において教員によるいじめ行為が発覚したとして全国的にニュースで取り上げられたのですが、その報告にはこのように書かれてました。「7月15日学期末個別懇談会この場で当該教諭は、保護者に対して『○○君はＡＤＨＤなので、早急に発達検査を受けるべきです。薬を飲んだら落ち着くんじゃないかな』と突然伝え、保護者に不安を抱かせてしまった。」

今や保育士や学校教員は、発達障害に早期に気付き、早期に検査や受診に結びつける役割を担わされているため、保護者に検査や受診を促すこと自体はどこでも見られる光景です。しかし、肝心の発達障害という概念自体が「イメージ」であり、早期受診や早期治療を絶対的な善とみなすのも「イメージ」に基づいた思い込みに過ぎないため、混乱や悲劇が起きています。良かれと思い善意を暴走させて受診や服薬を押し付ける教員も、自分の指導能力や適正の無さをごまかす手段として診断や薬を求める教員も出てくるのはむしろ必然と言えるでしょう。

２０２２年12月13日、文部科学省はさらにその風潮を加速させるような発表をしました。例の問題ある75項目のチェックリスト（82ページ以下参照）をベースにした同様の調査を再び実施し、その結果を公表したのです。同省は「発達障害のある児童生徒数の割合を示すものではなく、特別な教育的支援を必要とする児童生徒数の割合を示すものである」と説明していましたが、「小中学生の８・８％『発達障害の可能性』」（読売新聞）「小中の発達障害８・８％ 教員推定」（共同通信）、「発達障害の可能性がある小中学生は学級に８・８％」（ＮＨＫ）など、あたかも有病率や割合であるかのように報道されました。

「発達障害の可能性」という言葉は印象操作そのものと言えるでしょう。チェックリストに症状や行動が当てはまったとしても発達障害であると判定できないのは当然であり、まして や教員による評価に過ぎません。「可能性」という文言すらも不適切です。喉に痛みや違和感を覚える人の割合をアンケートで割り出し、その数値を「新型コロナウィルスに感染している可能性のある人の割合」として公表するようなものです。可能性と断りを入れているから嘘ではないと正当化するかもしれませんが、実態とかけ離れた誤った数値やイメージで不安を煽るという意味で不適切なのです。

報道の中でも特にひどかったのは、「公立の小中学生８・８％に発達障害の可能性」という見出しの毎日新聞ニュースを、あえて「公立の小中学生８・８％が発達障害か」と見出しを改変して掲載したYahoo ニュースです。調査内容自体も問題ですが、その結果が伝言ゲームのごとく曲げられて伝わり、最終的には不適切な「イメージ」で一般市民に情報が届けられてしまっています。発達障害バブルを作り出した構図は全く変わっていません。

このような現象を全て商業的な陰謀だと唱えるのは単純明快かもしれません。そこを強調して過激な主張をしたら確実に本は売れるでしょう。しかし、それはかえって向き合うべき問題から目を逸らす結果につながりかねません。というのは、根拠の無い「イメージ」が入り込む土壌を作っているのは（私を含めた）我々の「知識の空白」と「責任の欠如」だからです。

私は決して読者の皆様を「無知」「無責任」と貶《おとし》めて下に見たいのではありません。私自身もまだまだ学ぶべきことは多く、至らない点は無数にあり、周囲の皆様のご指導やご指摘を受けながら日々成長し続けている一人の人間に過ぎません。ただ、私の特異とも言える経歴・経験から得られたものは非常に価値があると自負しております。少しでも皆様のお役に立てる情報と視点を還元できたらという思いでこの本を書き上げました。最後までお読みくださった皆様に感謝いたします。また、私の思いを出版という形で実現してくださった関係者の皆様にも心より感謝いたします。

令和4年12月

米田倫康

注

第1章 危機的状況にある子どもたち

暴走バス

＊1 岩井一正「70年間の沈黙を破って ―ドイツ精神医学精神療法神経学会（DGPPN）の2010年総会における謝罪表明―」『精神神経学雑誌』第113巻8号、782〜796頁、2011年

＊2 エディス・シェファー『アスペルガー医師とナチス 発達障害の一つの起源』山田美明訳、光文社、2019年

＊3 1985年まで精神病院への入院は基本的に強制入院であり、子どもも本人ではなく家族の同意で入院させられていた。

存在感を増す児童精神科医

＊1 文部科学省「コロナ禍における児童生徒の自殺等に関する現状について」2021年2月15日
https://www.mext.go.jp/content/20210216-mxt_jidou01-000012837_003.pdf

＊2 国立成育医療研究センター「コロナ×こどもアンケート第4回調査報告書」2021年2月10日
https://www.ncchd.go.jp/center/activity/covid19_kodomo/report/CxC4_finalrepo_20210210.pdf

＊3 文部科学省「令和3年度 児童生徒の自殺予防に関する調査研究協力者会議審議のまとめ（案）」10頁、2021年6月25日
https://www.mext.go.jp/content/20210625-mxt_jidou01-000016243_001.pdf

◤効果は無いが致死性の副作用がある薬？◢

＊1　独立行政法人医薬品医療機器総合機構「使用上の注意改訂情報（平成19年10月31日指示分）」２００７年10月31日
https://www.pmda.go.jp/safety/info-services/drugs/calling-attention/revision-of-precautions/0157.html

＊2　独立行政法人医薬品医療機器総合機構「使用上の注意改訂情報（平成25年3月29日指示分）」２０１３年3月29日
https://www.pmda.go.jp/safety/info-services/drugs/calling-attention/revision-of-precautions/0246.html

＊3　日本イーライリリー株式会社「サインバルタカプセル 20mg/ サインバルタカプセル 30mg 医薬品添付文書」
https://www.info.pmda.go.jp/go/pdf/340018_1179052M1022_2_23

＊4　一般社団法人日本児童青年精神医学会「学会倫理要綱」２０１３年9月8日改正
https://child-adolesc.jp/aboutus/gakkairinri/

◤児童精神科医への疑問◢

＊1　一般社団法人日本児童青年精神医学会「２０２０・12・06 本学会会員の児童福祉法違反の疑いでの逮捕につきまして」２０２０年12月6日
https://child-adolesc.jp/proposal/20201206/

＊2　国立成育医療研究センター「子どもの心の診療　機関マップ」
http://www.ncchd.go.jp/kokoro/kyotenmap.php

＊3　一般社団法人日本児童青年精神医学会「２０２１・06・20 会員の除名処分について」２０２１年6月20日
https://child-adolesc.jp/proposal/20210620/

＊4　成人の場合、形式上でも同意があれば、暴行・脅迫が要件となる強制わいせつ罪や強制性交等罪、心神喪失・抗拒不能が要件となる準強制わいせつ罪や準強制性交等罪は適用が困難である。たとえ主治医と患者という地位・関係性が悪用されたとしても、現行法では罪に問えない。

◤ごく一部の例外的問題なのか？◢

＊1　厚生労働省医政発第０３３１０４２号「広告可能な診療科名の改正について」２００８年3月31日

https://www.mhlw.go.jp/web/t_doc?dataId=00tb3724&dataType=1&pageNo=1

＊2 医師法第四条及び第七条によると、「一　心身の障害により医師の業務を適正に行うことができない者として厚生労働省令で定めるもの」「二　麻薬、大麻又はあへんの中毒者」「三　罰金以上の刑に処せられた者」「四　医事に関し犯罪又は不正の行為のあった者」以外にも「医師としての品位を損するような行為のあったとき」に行政処分の対象となるが、品位を損するような行為が具体的に定義されていないため、行政処分の対象者は実質的に三と四にほぼ限定されている。

子どもと精神医療の関わり

＊1 中央社会保険医療協議会総会（第４９４回）「個別事項（その３）」２０２１年11月５日
https://www.mhlw.go.jp/content/12404000/000851859.pdf

＊2 厚生労働省「ＮＤＢオープンデータ」
https://www.mhlw.go.jp/stf/seisakunitsuite/bunya/0000177182.html

＊3 長野県教育委員会「令和３年度　発達障がいに関する実態調査の結果について」
https://www.pref.nagano.lg.jp/kyoiku/kyoiku/tokubetsushien/documents/r3kekka.pdf

＊4 yomiDr. ヨミドクター「精神医療の関わりを要するのは10人に１人以上」２０１８年11月６日
https://yomidr.yomiuri.co.jp/article/20181106-OYTEW309119/

＊5 文春オンライン「子どもの10人に１人は発達障害『治療をする場がもっと必要です』」２０２０年６月20日
https://bunshun.jp/articles/-/38448

＊6 厚生労働省第22回社会保障審議会統計分科会疾病、傷害及び死因分類専門委員会「議事録」２０１９年９月26日
※神庭重信委員の発言「なかでも大きい変更は、ＩＣＤ-11では原則として「disorder」という用語を、日本語の「症」と訳そうと決めたことです。」
https://www.mhlw.go.jp/stf/newpage_07697.html

第2章 児童精神医学の知られざる歴史

児童精神科医は子どもの味方か？

歴史的背景

＊1　小俣和一郎『精神医学の近現代史　歴史の潮流を読み解く』誠信書房、2020年

＊2　清水将之「私説　児童精神医学史」『児童青年精神医学とその近接領域』58巻4号、477〜501頁、2017年

＊3　岩井一正「70年間の沈黙を破って　―ドイツ精神医学精神療法神経学会（DGPPN）の2010年総会における謝罪表明―」『精神神経学雑誌』第113巻8号、782〜796頁、2011年

＊4　岡田靖雄「断種法史上の人びと（その5）―三宅鑛一―」『日本医史学雑誌』第48巻2号、306〜308頁、2002年

＊5　内務厚生時報3巻7号（1938年7月）

＊6　内務厚生時報3巻12号（1938年12月）

＊7　橋本明「わが国の優生学・優生思想の広がりと精神医学者の役割：国民優生法の成立に関連して」『山口県立大学看護学部紀要』創刊号、1〜8頁、1997年

＊8　1953年7月、日本精神衛生会理事長内村祐之と日本精神病院協会理事長金子準二は連名で「精神障害者の遺伝を防止するため優生手術の実施を促進せしむる財政措置を講ずること」を求める陳情書を厚生省に提出している。参考：日本精神病院協会『社団法人日本精神病院協会二十年』日本精神病院協会発行、1971年

＊9　日本精神病院協会初代理事長の植松七九郎は著書『精神医学』（文光堂、1948年）において、精神病者に対する優生的処置（結婚制限、避妊、隔離、断種）の中では、施設への隔離収容が「最も有効な方法」だとし、無能力者、反社会的人格者等を収容、保護、治療することで「優生学的の目的が達せられるのはいわば一石二鳥」と述べた。

＊10　エディス・シェファー『アスペルガー医師とナチス　―発達障害の一つの起源―』山田美明訳、光文社、2019年

◤アスペルガーの真実◢

◤自閉症児にＬＳＤ？◢

＊1　Wing L. "Asperger's syndrome: a clinical account". Psychol Med 11 (1): 115?29, 1981

＊2　Kanner, L., Autistic Disturbances of Affective Contact (pdf), Nervous Child, 2, pp.217-250, 1943

＊3　Asperger, H., Die 'Autistischen Psychopathen' im Kindesalter, Archiv fur Psychiatrie und Nervenkrankheiten, 117, pp.76-136, 1944

＊4　星野一正「ジュネーブ宣言からヘルシンキ宣言まで」『時の法令』第１５９２号、１９９９年4月30日発行
https://cellbank.nibiohn.go.jp/legacy/information/ethics/refhoshino/hoshino0006.htm

＊5　「第4回日本児童精神医学会発表抄録および討議」児童精神医学とその近接領域第5巻1号、１９６４年

＊6　門眞一郎「第50回日本児童青年精神医学会総会（２００９／９／30－10／２）《会長講演》自閉症の薬物療法　―その変遷と問題点―」『児童青年精神医学とその近接領域』51巻3号、１８９〜１９９頁、２０１０年
https://kado2006.sakura.ne.jp/book1/50th%20lecture.pdf

◤学校に行かないことは病気なのか？◢

＊1　Broadwin IT: A contribution to the study of truancy. The American Journal of Orthopsychiatry 2: 253-259, 1932

＊2　Johnson AM, Falstein EI, Szurek SA et al.: School phobia. The American Journal of Orthopsychiatry 11(4): 702-711, 1941

＊3　鷲見たえ子、玉井収介他「学校恐怖症の研究」精神衛生研究8号、27〜56頁、１９６０年

＊4　全国不登校新聞社「不登校50年証言プロジェクト　＃24 中沢たえ子さん」２０１７年9月9日
http://futoko50.sblo.jp/article/180935360.html

＊5　花谷深雪、高橋智「戦後日本における『登校拒否・不登校』問題のディスコース　―登校拒否・不登校の要因および対応策をめぐる言説史―」『東京学芸大学紀要　1部門』第55巻、２４１〜２５９頁、２００４年

＊6　全国不登校新聞社「不登校50年証言プロジェクト　＃19 堂本暁子さん」２０１７年6月9日

http://futoko50.sblo.jp/article/179995170.html

＊7　朝日新聞「30代まで尾ひく登校拒否症　早期完治しないと無気力症に」1988年9月16日夕刊

＊8　文部省「生徒の健全育成をめぐる諸問題：登校拒否問題を中心に（生徒指導資料、第18集）（生徒指導研究資、第12集）」1983年

◤権威の正体◢

＊1　前島康男「登校拒否・不登校問題の歴史と理論　―学校に行かない・行けない子どもの言説史―」『東京電機大学総合文化研究』第14号、23〜48頁、2016年

＊2　文部省初等中等教育局「登校拒否（不登校）問題について：児童生徒の『心の居場所』づくりを目指して　学校不適応対策調査研究協力者会議報告」1992年

＊3　全国不登校新聞社「不登校50年証言プロジェクト ＃43 斎藤環さん」2018年7月19日
http://futoko50.sblo.jp/article/183942046.html

＊4　全国不登校新聞社「不登校50年証言プロジェクト ＃35 高岡健さん」2018年3月8日
http://futoko50.sblo.jp/article/182617156.html

◤教育分野にアプローチする児童精神医学◢

＊1　文部科学省「通常の学級に在籍する特別な教育的支援を必要とする児童生徒に関する全国実態調査」調査結果、2002年
https://www.mext.go.jp/b_menu/shingi/chousa/shotou/054/shiryo/attach/1361231.html

＊2　文部科学省「今後の特別支援教育の在り方について（中間まとめ）」2002年10月25日

＊3　日本経済新聞東京本社版朝刊「米で向精神薬投与急増」2004年6月20日

＊4　北海道大学大学院医学研究科神経機能学講座精神医学分野傳田健三研究室ホームページ、閲覧日2010年3月5日

＊5　傳田健三（研究者代表）「児童・青年期の気分障害に関する臨床的研究」
https://kaken.nii.ac.jp/ja/grant/KAKENHI-PROJECT-15591205/

*6　朝日新聞「小中生1割強に抑うつ傾向、自殺願望も2割　北大調査」2004年11月1日

*7　傳田健三『子どものうつ　心の叫び』（講談社、2004年）

*8　北海道大学大学院医学研究科神経機能学講座精神医学分野傳田健三研究室ホームページより業績（平成13〜21年度）、閲覧日2010年3月5日

*9　傳田健三「児童・青年期の気分障害の臨床的特徴と最新の動向」『児童青年精神医学とその近接領域』49巻2号、89〜100頁、2008年

*10　要確認　朝日新聞2007年10月9日朝刊「小中学生の『うつ病』、1・5%　北大調査」

*11　『ちいさい・おおきい・よわい・つよい』69号「マスコミが騒ぐほど、こどものうつ病って増えてるの？」ジャパンマシニスト、2009年

◥暴走するチェックリスト◣

*1　NHKみんなでプラス「がん検診の誤解　早期発見しなくてよいがんがある？」2022年7月11日
https://www.nhk.or.jp/gendai/comment/0119/topic009.html

*2　薬害オンブズパースン会議「疾病啓発キャンペーンが健康人を病人に変える」2006年5月17日より日本でもこの「疾病啓発広告・キャンペーン」が非常に盛んになっており、ある医療機関の職場で「うつ病啓発キャンペーン」の「あなたにはこんな症状はありませんか」の物指しを自分自身に試みてみたら、20人中13人がうつ病の疑いがあるという結果になったなど、笑えぬ事実がある。
https://www.yakugai.gr.jp/attention/attention.php?id=123

*3　日本経済新聞「長妻厚労相、うつ病対策強化へ法改正検討」2010年4月19日
https://www.nikkei.com/article/DGXNASFS19015_Z10C10A4EE2000/

*4　厚生労働省「労働安全衛生法に基づくストレスチェック制度実施マニュアル」2015年5月
https://www.mhlw.go.jp/bunya/roudoukijun/anzeneisei12/pdf/150507-1.pdf

*5　The President's New Freedom Commission On Mental Health (2003)
http://www.cartercenter.org/documents/1701.pdf

*6 TeenScreen のサービスが終了し、HPが消失してしまったため、Wikipedia の TeenScreen を参照
https://en.wikipedia.org/wiki/TeenScreen
*7 山田太郎ブログ「身体的健康は世界1位、心理的な健康は37位、その原因とは？ 第9回 Children First の子ども行政のあり方勉強会開催」2021年4月16日
https://taroyamada.jp/cat-kind/post-470/

◢新たな潮流：早期介入◣

*1 小椋力「わが国における予防精神医学の歩み ―脆弱要因の減弱とレジリエンスの増強―」『予防精神医学』2巻1号、3～22頁、2017年
*2 日本精神保健・予防学会「設立・沿革」
https://www.jseip.jp/top/greeting
*3 岡崎祐士（研究代表者）「思春期精神病理の疫学と精神疾患の早期介入方策に関する研究」平成19－21年度厚生労働科学研究費補助金
*4 信濃毎日新聞「補助金1400万円を不正受給と発表 三重大が中間報告」1999年10月19日
*5 松本和紀他「精神病発症危険群への治療的介入：SAFEこころのリスク外来の試み」『精神神経学雑誌』111巻3号、298～303頁、2009年
*6 宮田雄吾『そらみみがきこえたひ（こころの病気がわかる絵本 ―統合失調症―）』他、情報センター出版局、2010年
*7 ロバート・ウィタカー『心の病の「流行」と精神科治療薬の真実』小野善郎監訳、福村出版、2012年
*8 西日本新聞「心の病 絵本で紹介」2010年4月5日
*9 毎日新聞西部版「バット殴打事件の後 軍艦島に一人たたずむ」2014年8月28日朝刊
*10 産経新聞「佐世保事件対応の最中も？ パワハラで児相幹部厳重注意 医師通報時の詳細を調査」2014年10月26日
https://www.sankei.com/article/20141026-5H3RSOJGIJLRFDJDGDPY355AQE/

▼覇権争い▼

＊1　今後の精神保健医療福祉のあり方等に関する検討会「精神保健医療福祉の更なる改革に向けて」２００９年９月24日

＊2　厚生労働省フォトレポート２０１０年4月3日「精神保健医療改革の実現に向けて、当事者や介護者（家族）、サービス提供者、研究者等50名以上の有志の方々が集い、検討する「こころの健康政策構想会議」の発足式が平成22年4月3日（土）、東京都立松沢病院体育館において開催され、また、その発足式に長妻厚生労働大臣並びに山井大臣政務官が出席されました。」
https://www.mhlw.go.jp/photo/2010/04/ph0403-01.html

＊3　こころの健康政策構想会議「提言書」２０１０年５月28日
http://www.cocoroseisaku.org/pdf/cocoro0625.pdf

＊4　厚生労働省「新たな地域精神保健医療体制の構築に向けた検討チーム（第1回）議事次第」２０１０年５月
https://www.mhlw.go.jp/shingi/2010/05/s0531-14.html

＊5　こころの健康政策構想実現会議「構想実現会議とは」
http://www.cocoroseisaku.org/aboutk.html

＊6　こころの健康政策構想実現会議「１００万人署名推進ニュース」２０１１年12月7日 第21号
http://www.cocoroseisaku.org/pdf/suishinnews21.pdf

＊7　社団法人日本医師会「『こころの健康基本法案（仮称）骨子』に対する意見」２０１２年６月27日
https://www.med.or.jp/dl-med/teireikaiken/20120627_3.pdf

＊8　公益社団法人日本精神科病院協会「決議文（第1回定時社員総会）」２０１２年６月15日
https://www.nisseikyo.or.jp/about/teigen/detail.php?@DB_ID@=413

＊9　石原孝二、佐藤亮司「統合失調症の『早期介入』と『予防』に関する倫理的問題：『早期介入』の多義性とＡＲＭＳをめぐって『社会と倫理』第27号、１３５～１５１頁、２０１２年

▼偏見を作るメンタルヘルス啓発教育▲

＊1 東京大学、国立精神・神経医療研究センター「精神疾患の生物医学的知識は、スティグマ（差別・偏見）の軽減に役立つか　―これからのスティグマ軽減戦略―」２０１９年11月22日
https://www.ncnp.go.jp/up/1574231597.pdf

＊2 Moncrieff J, Cooper RE, Stockmann T, et al. The serotonin theory of depression: a systematic umbrella review of the evidence. Mol Psychiatry. 2022.

＊3 No evidence that depression is caused by low serotonin levels, finds comprehensive review. UCL News. July 20, 2022.

▼製薬会社と児童精神科医▲

＊1 REUTERS news, "US mother found guilty in 4-year-old's drug death", 10 Feb 2010
https://jp.reuters.com/article/usa-child-trial/us-mother-found-guilty-in-4-year-olds-drug-death-idUKN0911760420100209

＊2 CBS News, "What Killed Rebecca Riley?", 28 Sep 2008
https://www.cbsnews.com/news/what-killed-rebecca-riley/

＊3 The Boston Globe, "Tufts settles suit against doctor in girl's death for $2.5m", January 25 2011 http://archive.boston.com/lifestyle/health/articles/2011/01/25/tufts_settles_suit_against_doctor_in_girls_death_for_25m/

＊4 The New York Times, "Researchers Fail to Reveal Full Drug Pay", 8 June 2008
https://www.nytimes.com/2008/06/08/us/08conflict.html

＊5 アレン・フランセス『〈正常〉を救え　―精神医学を混乱させるＤＳＭ－５への警告―』大野裕監修、青木創訳、講談社、２０１３年

＊6 The New York Times, "Glaxo Agrees to Pay $3 Billion in Fraud Settlement", 2 July 2012
https://www.nytimes.com/2012/07/03/business/glaxosmithkline-agrees-to-pay-3-billion-in-fraud-settlement.html

＊7 樋口範雄監訳『ＷＭＡ医の倫理マニュアル（原著第３版）』日本医師会、２０１６年
https://www.med.or.jp/dl-med/wma/mem/wma_mem_all.pdf

＊8 薬害オンブズパースン会議「米国でサンシャイン法による医師への支払いデータ公開がスタート」２０１５年２月

19日
https://www.yakugai.gr.jp/attention/attention.php?id=423

*9　日本製薬工業協会「「企業活動と医療機関等の関係の透明性ガイドライン」の策定にあたって」2011年3月2日
https://www.jpma.or.jp/basis/tomeisei/aboutguide/particulars.html

*10　門眞一郎「第50回総会を振り返って」『児童青年精神医学とその近接領域』51巻3号、352〜353頁、2010年
https://kado2006.sakura.ne.jp/book1/50th%20essay.pdf

*11　朝日新聞東京本社版朝刊「都立病院顧問、製薬会社の謝礼700万を申告せず」2016年3月10日

*12　米田倫康『発達障害バブルの真相』（萬書房、2018年）

◢不登校やいじめの原因としての発達障害、精神疾患◣

*1　共同通信「精神病棟入れられると心配　亡命ベラルーシ選手」2021年8月6日配信
https://nordot.app/796004522728734720?c=39546741839462401

*2　朝日新聞「「息子が命かけ法律作った」　大津いじめ事件、奔走する父の願い」2021年10月11日
https://www.asahi.com/articles/ASPB95X2KPB5PTIL032.html

*3　朝日新聞「子どもの自殺、再調査でいじめ認定相次ぐ　遺族も不信感」2019年7月11日
https://www.asahi.com/articles/ASM7C4JHKM7CUTIL01B.html

*4　KyodoNews「青森・中2自殺で報告書案 遺族側「さらなる調査を」」2017年4月12日
https://www.youtube.com/watch?v=ok5mgTnCq0k

*5　NPO法人ジェントルハートプロジェクト「ジェントルハート通信No.58」2018年4月15日発行
https://npo-ghp.or.jp/wp-content/uploads/2018/04/058.pdf

*6　青森県いじめ防止対策審議会「『県立八戸北高等学校の重大事態に関する調査報告書』の概要」、2014年12月23日
https://www.pref.aomori.lg.jp/soshiki/kyoiku/e-gakyo/files/houkoku1.pdf

*7　青森県青少年健全育成審議会いじめ調査部会「平成26年県立八戸北高等学校重大事態再調査報告書概要版」

2015年3月3日
https://www.pref.aomori.lg.jp/soshiki/kankyo/seishonen/files/saityousa-houkokusyo-gaiyou.pdf

◤自閉症児へのＬ－ＤＯＰＡ療法◢

＊1　大原薬品工業株式会社「ドパストンカプセル250㎎／ドパストン散98・5%医薬品添付文書」
https://www.info.pmda.go.jp/go/pdf/180095_1164001B1034_1_10

＊2　成瀬浩、林時司、武貞昌志、中根允文、山崎晃資「小児自閉症の芳香族アミノ酸・モノアミンの代謝の変化と、新しい薬物療法の開発」『脳と発達』第21巻2号、181〜189頁、1989年

◤人体実験そのもの◢

＊1　厚生労働科学研究成果データベース「トゥレット症候群の診断、治療、予防に関する臨床的研究」研究年度：2010年度　研究代表者：瀬川昌也（瀬川小児神経学クリニック）
https://mhlw-grants.niph.go.jp/project/18357

＊2　厚生労働科学研究成果データベース「トゥレット症候群の診断、治療、予防に関する臨床的研究」研究年度：2011年度　研究代表者：瀬川昌也（瀬川小児神経学クリニック）
https://mhlw-grants.niph.go.jp/project/20379

＊3　厚生労働科学研究成果データベース「トゥレット症候群の診断、治療、予防に関する臨床的研究」研究年度：2012年度　研究代表者：瀬川昌也（瀬川小児神経学クリニック）
https://mhlw-grants.niph.go.jp/project/21742

＊4　国立保健医療科学院「平成22年度厚生労働科学研究費補助金（難治性疾患克服研究事業Ⅰの実地調査結果について」科学院発第353号平成23年11月21日

◤暴走する信念◢

＊1　公益財団法人難病医学研究財団／難病情報センター「神経系疾患分野――トゥレット症候群（平成22年度）」

https://www.nanbyou.or.jp/entry/856
＊2　文部科学省、厚生労働省、経済産業省「人を対象とする生命科学・医学系研究に関する倫理指針」2021年3月23日
https://www.mhlw.go.jp/content/000757566.pdf

◢児童精神科医もどきの大量生産◣

＊1　公益社団法人母子保健推進会議「『子どもの心の診療医』指導医研修講義資料」2021年
http://bosui.or.jp/koroseminar/document07.html
＊2　公益社団法人母子保健推進会議「令和2年度厚生労働省委託事業母子保健指導者養成研修会『子どもの心の診療医』指導医研修」
http://bosui.or.jp/koroseminar/seminar07.html
＊3　医療法人社団昌仁醫修会瀬川記念小児神経学クリニック星野恭子「チック症、トウレット症の臨床」2021年
http://bosui.or.jp/koroseminar/pdf/seminar07/ 講義Ⅰ「チック症、トゥレット症の臨床」.pdf
＊4　厚生労働省「『子どもの心の診療医』の養成に関する検討会報告書」2007年3月30日
https://www.mhlw.go.jp/houdou/2007/03/h0330-13.html
＊5　内閣府少子化社会対策会議「少子化社会対策大綱に基づく重点施策の具体的実施計画について」2004年12月24日
＊6　厚生労働省「『子どもの心の診療医』の養成に関する検討会委員名簿」2007年3月
https://www.mhlw.go.jp/houdou/2007/03/dl/h0330-13_024.pdf

◢ネットワークという名の無責任体制◣

＊1　「子どもの心の診療拠点病院の整備に関する有識者会議」開催要綱、2008年9月
https://www.mhlw.go.jp/shingi/2008/09/dl/s0919-7a.pdf
＊2　国立成育医療研究センター「子どもの心の問題・診療に関する研究・報告書」
https://www.ncchd.go.jp/kokoro/medical/report.html

＊3　国立成育医療研究センター「子どもの心の心療ネットワーク事業」
https://www.ncchd.go.jp/kokoro/

＊4　厚生労働省子ども家庭局事業「子どもの心の心療ネットワーク事業　事業概要集平成28～30年度」4頁「事業参画自治体の変遷」参照
https://www.ncchd.go.jp/kokoro/about/pdf/gaiyoushu_allh30_protect.pdf

＊5　日本子ども虐待防止学会「日本子ども虐待防止学会第21回学術集会にいがた大会プログラム・抄録集」２０１５年

◤他人の虐待に厳しく、身内の虐待に甘い児童精神科医◢

＊1　ＮＰＯ法人放送批評懇談会「ギャラクシー賞第57回（２０１９年度）」
https://www.houkon.jp/galaxy-award/%E7%AC%AC57%E5%9B%9E%EF%BC%882019%E5%B9%B4%E5%BA%A6%EF%BC%89/

＊2　関西テレビ報道ＲＵＮＮＥＲ「【特集】『3m未満の落下』では生じない？……問われる〝揺さぶり虐待〟の診断基準　作成者『今は修正できない』」２０２０年2月27日
https://www.ktv.jp/news/feature/202002270/

＊3　厚生労働省雇用均等・児童家庭局総務課「子ども虐待対応の手引き（平成25年8月改正版）」２０１３年8月23日
https://www.mhlw.go.jp/seisakunitsuite/bunya/kodomo/kodomo_kosodate/dv/dl/130823-01c.pdf

＊4　厚生労働科学研究費補助金子ども家庭総合研究事業　虐待対応連携における医療機関の役割（予防、医学的アセスメントなど）に関する研究（主任研究者奥山眞紀子）「子ども虐待対応医師のための子ども虐待対応・医学診断ガイド」
https://www.ncchd.go.jp/kokoro/medical/pdf/03_h20-22guide_3.pdf

＊5　SBS Review Project Japan「ＳＢＳへの疑問　—ＳＢＳ（ＡＨＴ）理論の詳細とその問題点—」
https://shakenbaby-review.com/theory.html

＊6　一般社団法人日本子ども虐待防止学会「乳幼児頭部外傷／揺さぶられ症候群（ＡＨＴ／ＳＢＳ）をめぐる無罪判決と子どもの保護」
https://jaspcan.org/wp-content/uploads/aht_sbs_20201122.pdf

◢第３章◣　作られたイメージと本当の姿

◢精神医学のマーケティング化◣

＊１　冨高辰一郎『なぜうつ病の人が増えたのか』幻冬舎ルネッサンス、２００９年

＊２　イーサン・ウォッターズ『クレイジー・ライク・アメリカ：心の病はいかに輸出されたか』阿部宏美訳、紀伊國屋書店、２０１３年

＊３　厚生労働省中央労働災害防止協会労働者の自殺予防マニュアル作成検討委員会「職場における自殺の予防と対応」２００１年

＊４　厚生労働省自殺防止対策有識者懇談会「自殺予防に向けての提言」２００２年
https://www.mhlw.go.jp/houdou/2002/12/h1218-3.html

＊５　内閣府「『自殺対策強化月間』初日の街頭キャンペーン」２０１０年３月
https://www.cao.go.jp/minister/0909_m_fukushima/photo/2010-003.html

＊６　齊尾武郎、櫻澤博文「エビデンスなき里のコウモリ―精神保健福祉政策の有効性を問う―」『臨床評価』41巻３号、６１９〜６２６頁、２０１４年

＊７　ジョエル・パリス『現代精神医学を迷路に追い込んだ過剰診断―人生のあらゆる不幸に診断名をつけるＤＳＭの罪―』村上雅昭訳、星和書店、２０１７年

＊８　宮田靖志「臨床医の遭遇する利益相反と医学教育」『精神神経学雑誌』第１１２巻11号、１１３６〜１１４５頁、２０１０年

◢作られた発達障害のイメージ◣

＊１　文部科学省「通常の学級に在籍する特別な教育的支援を必要とする児童生徒に関する全国実態調査」調査結果、２００２年
https://www.mext.go.jp/b_menu/shingi/chousa/shotou/054/shiryo/attach/1361231.html

＊2　文部科学省「今後の特別支援教育の在り方について（最終報告）」２００３年３月28日
https://www.mext.go.jp/b_menu/shingi/chousa/shotou/054/shiryo/attach/1361204.html
＊3　文部省「学習障害児に対する指導について（報告）」１９９９年７月２日
https://www.mext.go.jp/a_menu/shotou/tokubetu/material/002.html
＊4　発達障害者支援法（平成十六年十二月十日法律第百六十七号）
＊5　参議院「内閣委員会（２００４年12月１日）議事録」
＊6　厚生労働省「第１回発達障害者支援に係る検討会議事録」２００５年１月18日
https://www.mhlw.go.jp/content/2005_01_txt_s0118-2.txt

◤一生治らないという呪縛◢
＊1　厚生労働省みんなのメンタルヘルス総合サイト「発達障害」
https://www.mhlw.go.jp/kokoro/know/disease_develop.html
＊2　米田倫康『発達障害のウソ』（扶桑社、２０２０年）
＊3　医学界新聞「精神医学研究の発展（加藤忠史、高橋英彦、林朗子、北中淳子）」２０１９年６月17日
https://www.igaku-shoin.co.jp/paper/archive/y2019/PA03326_01
＊4　森野百合子、海老島健「ＩＣＤ－11における神経発達症群の診断について」『精神神経学雑誌』第１２３巻４号、２１４〜２２０頁、２０２１年
＊5　高橋隆雄、北村俊則編「医療の本質と変容：伝統医療と先端医療のはざまで」２８６〜３００頁、九州大学出版会、２０１１年

◤専門家は正しい診断、適切な治療をできるのか？◢
＊1　毎日新聞「『難聴を知的障害と誤診』中２女子、北九州市福祉事業団を提訴」２０２１年７月６日
＊2　ＮＨＫ　ＷＥＢ特集「見つけられなかった難聴　７年半の孤独」２０２１年10月18日
https://www3.nhk.or.jp/news/html/20211018/k10013311501000.html

＊3　メディカルトリビューン＝時事「極端に悪い聞き取り――オーディトリー・ニューロパシー　知的・発達障害と診断される子も」２０２０年８月25日
https://medical.jiji.com/topics/1765

＊4　西日本新聞「薬物事件の医師再雇用　子ども精神医不足深刻　北九州市立療育センター　治療に継続性必要　患者との関係強く」２０１７年２月16日
https://www.nishinippon.co.jp/item/o/331239/

◤精神科診断は証明ではなく見解◢

＊1　大野裕「ＤＳＭ－５をめぐって　―Dr. Allen Frances に聞く―」『精神医学』第54巻８号、８１９～８２７頁、２０１２年

＊2　アレン・フランセス『〈正常〉を救え　精神医学を混乱させるＤＳＭ－５への警告』大野裕監修、青木創訳、講談社、２０１３年

◤差別や偏見を無くそうというメッセージの裏側◢

＊1　世界精神医学会『こころの扉を開く　―統合失調症の正しい知識と偏見克服プログラム―』日本精神神経学会監訳、日本精神神経学会、２００２年

＊2　厚生労働省「心の健康問題の正しい理解のための普及啓発検討会報告書　―精神疾患を正しく理解し、新しい一歩を踏み出すために―」２００４年３月
https://www.mhlw.go.jp/shingi/2008/04/dl/s0411-7i.pdf

＊3　日本学術会議精神医学研究連絡委員会「こころのバリアフリーを目指して　―精神疾患・精神障害の正しい知識の普及のために―」２００５年８月29日
https://www.scj.go.jp/ja/info/kohyo/pdf/kohyo-19-t1032-6.pdf

＊4　ゴードン・トーマス『拷問と医者　―人間の心をもてあそぶ人々―』吉本晋一郎訳、朝日新聞社、１９９１年

＊5　ハービー・Ｍ・ワインスタイン『ＣＩＡ洗脳実験室　―父は人体実験の犠牲になった―』苫米地英人訳、ＷＡＶＥ出版、

2010年
＊6　日本精神病院協会『社団法人日本精神病院協会二十年』日本精神病院協会発行、1971年

◤政府が精神医療業界の広報活動を代行する罪◢

＊1　朝日ジャーナル「偏見に加担する教科書と法　―精神科医は訴える―」1973年2月16日号
＊2　朝日ジャーナル「偏見改まらぬ教科書　―再び精神科医の立場から―」1974年9月20日号
＊3　『現代高等保健体育』大修館書店、2022年
＊4　『高等学校 保健体育 Textbook 編』第一学習社、2022年

◤結果が検証されない業界◢

＊1　沼田和也『牧師、閉鎖病棟に入る。』実業之日本社、2021年
＊2　プレジデントオンライン「『妹を金づちで殴っちゃって』閉鎖病棟に収容される少年たちの〝ある共通点〟」2021年5月31日
https://president.jp/articles/-/46423?page=2
＊3　文春オンライン特集班『娘の遺体は凍っていた』文芸春秋、2021年
＊4　「旭川少女いじめ凍死事件　精神科医療の問題」『紙の爆弾』2021年11月号

◤自閉症バブルを作り出す人々◢

＊1　アラン・シュワルツ『ADHD大国アメリカ　つくられた流行病』黒田章史、市毛裕子訳、誠信書房、2022年
＊2　『カプラン臨床精神医学テキスト DSM-5診断基準の臨床への展開第3版』井上令一監修、四宮滋子、田宮聡訳、メディカルサイエンスインターナショナル、2016年
＊3　井出草平「人々を自閉症とみなす社会――自閉症スペクトラム概念の拡大を考える」SYNODOS、2013年9月17日
https://synodos.jp/opinion/society/5263/

*４ Centers for Disease Control and Prevention "Data & Statistics on Autism Spectrum Disorder", Page last reviewed: March 2, 2022
https://www.cdc.gov/ncbddd/autism/data.html

*５ 今井美保、伊東祐恵「横浜市西部地域療育センターにおける自閉症スペクトラム障害の実態調査 ―その１：就学前に受診したＡＳＤ児の疫学―」『リハビリテーション研究紀要』23号、41〜46頁、２０１４年
http://www.yokohama-rf.jp/common/pdf/bulletin/23-10.pdf

*６ 国立大学法人弘前大学「5歳における自閉スペクトラム症の有病率は推定3% 以上であることを解明 〜地域の全5歳児に対する疫学調査を毎年実施〜」２０２０年5月26日
https://www.hirosaki-u.ac.jp/wordpress2014/wp-content/uploads/2020/05/20200528_press.pdf

*７ 国立大学法人信州大学「日本の自閉スペクトラム症の累積発生率は5歳で２・75% ―全国の診療データベースを用いた大規模疫学調査―」２０２１年5月13日
https://www.shinshu-u.ac.jp/faculty/medicine/chair/i-seishin/jamaopen2021pressrelease.pdf

*８ 森野百合子、海老島健「ＩＣＤ-11における神経発達症群の診断について」『精神神経学雑誌』第１２３巻4号、２１４〜２２０頁、２０２１年

*９ 本田秀夫『自閉症スペクトラム』ソフトバンククリエイティブ出版、２０１３年

*10 ナショナル ジオグラフィック日本版「『自閉症』の特性は誰にでも 研究でみえたエビデンス 発達障害クリニック附属発達研究所所長 神尾陽子（４）」
https://style.nikkei.com/article/DGXMZO73042620Y1A610C2000000/

◤周囲の非合理に逆らうことが発達障害とみなされる◢

*１ yomiDr. ヨミドクター「発達障害（８）自分のやり方最優先」２０１７年11月15日
https://yomidr.yomiuri.co.jp/article/20170927-OYTET50016/

*２ yomiDr. ヨミドクター「精神医療の関わりを要するのは10人に１人以上」２０１８年11月６日
https://yomidr.yomiuri.co.jp/article/20181106-OYTEW309119/

＊3　文春オンライン特集班『娘の遺体は凍っていた』文藝春秋、2021年

大人に逆らわなくさせるための投薬

＊1　ヤンセンファーマ「抗精神病剤『リスパダールR』小児期の自閉スペクトラム症に伴う易刺激性の適応追加承認取得」
2016年2月29日
https://www.janssen.com/japan/press-release/20160229

＊2　大塚製薬株式会社「抗精神病薬『エビリファイ』小児期の自閉スペクトラム症に伴う易刺激性の適応追加承認」
2016年9月28日
https://www.otsuka.co.jp/company/newsreleases/2016/20160928_2.html

＊3　厚生労働省保険局医療課医療指導監査室「保険診療の理解のために　医科（令和4年度）」2022年
https://www.mhlw.go.jp/content/000962383.pdf

第4章　どのように子どもを守れるか

脅され、不安にさせられ、泣かされる母親

鍵を握るのは人権

＊1　市民の人権擁護の会「CCHRとは？」
https://www.cchr.jp/about-us/what-is-cchr.html

＊2　特定非営利活動法人Tansa「厚生省の要請で自治体が件数競い合い、最多の北海道は『千人突破記念誌』発行」
2018年2月13日
https://tansajp.org/investigativejournal/723/

＊3　日本経済新聞「旧優生保護法『違憲』、国に初の賠償命令　大阪高裁」2022年2月22日
https://www.nikkei.com/article/DGXZQOUF030ZH0T00C22A2000000/

＊4　第7回国会　衆議院　厚生委員会　第22号　昭和25年4月5日会議録

＊5　共同通信「虐待通報の義務化、明記せず 精神医療」2022年6月9日
https://nordot.app/907574725567053824?c=39546741839462401

＊6　山崎學「精神科医療国営化論」日精協誌第41巻5号、p.1-2、2022年
https://www.nisseikyo.or.jp/news/magazine/images/kanto_202205.pdf

◢権利を知り、権利制限の根拠を確認する◢

＊1　m3.com「医療基本法の超党派議連が設立総会、会長に尾辻氏」2019年2月6日
https://www.m3.com/news/open/iryoishin/658079

＊2　医療法（昭和二十三年法律第二百五号）
https://elaws.e-gov.go.jp/document?lawid=323AC0000000205

＊3　良質かつ適切な精神障害者に対する医療の提供を確保するための指針（平成二十六年三月七日）（厚生労働省告示第六十五号）
https://www.mhlw.go.jp/web/t_doc?dataId=00008830&dataType=0&pageNo=1

＊4　平成4（オ）251損害賠償事件、最高裁判所第三小法廷判決、1996年1月23日（最高裁判所民事判例集第50巻1号、1頁）

＊5　平成12（受）1556損害賠償請求事件、最高裁判所第二小法廷判決、2002年11月8日（最高裁判所裁判集民事第208号、465頁）

＊6　発達障害者支援法（平成十六年法律第百六十七号）
https://elaws.e-gov.go.jp/document?lawid=416AC1000000167

＊7　障害を理由とする差別の解消の推進に関する法律（平成二十五年法律第六十五号）
https://www8.cao.go.jp/shougai/suishin/law_h25-65.html

◤精神科医師の倫理綱領◢

＊1　日本精神神経学会「精神科医師の倫理綱領」２０１４年6月25日制定
https://www.jspn.or.jp/uploads/uploads/files/activity/ethics.pdf

＊2　日本精神神経学会「精神科医師の倫理綱領細則」２０２１年6月27日制定
https://www.jspn.or.jp/uploads/uploads/files/about/ethics_detailed_regulations.pdf

＊3　一般社団法人日本児童青年精神医学会「学会倫理要綱」２０１３年9月8日改正
https://child-adolesc.jp/aboutus/gakkairinri/

◤専門家への無条件の信頼は危険◢

◤自分の専門性を譲ってはならない◢

著者紹介

米田倫康（よねだ・のりやす）

1978年生まれ。私立灘中・高、東京大学工学部卒。市民の人権擁護の会日本支部代表世話役。在学中より、精神医療現場で起きている人権侵害の問題に取り組み、メンタルヘルスの改善を目指す同会の活動に参加する。被害者や内部告発者らの声を拾い上げ、報道機関や行政機関、議員、警察、麻薬取締官等と共に、数多くの精神医療機関の不正の摘発に関わる。著書に『発達障害バブルの真相』（萬書房）、『ブラック精神医療』（扶桑社新書）等。

児童精神科医《じどうせいしんかい》は子《こ》どもの味方《みかた》か

本体価格……二〇〇〇円

発行日……二〇二三年　二月二〇日　初版第一刷発行

著　者……米田《よねだ》倫康《のりやす》

編集人……杉原　修

発行人……柴田理加子

発行所……株式会社　五月《ごがつ》書房新社

東京都世田谷区代田一―二一―六

郵便番号　一五五―〇〇三三

電　話　〇三（六四五三）四四〇五

FAX　〇三（六四五三）四四〇六

URL　www.gssinc.jp

編集／組版……片岡　力

装　幀……株式会社　クリエイティブ・コンセプト

印刷／製本……モリモト印刷　株式会社

2023, Printed in Japan

ISBN: 978-4-909542-47-2 C0047

三階

あの日テルアビブのアパートで起きたこと

小説

エシュコル・ネヴォ著、星 薫子訳

舞台はイスラエル、どこにでもある普通の家庭の話なのだが……。小気味良いテンポで、サスペンス映画のように物語は進行する。それにしても、あの日あの場所で何が起きたのか？ そして感動のクライマックスへ！ イタリア映画『三つの鍵』の原作。

2300円＋税　四六判並製

ISBN978-4-909542-42-7 C0097

クリック？ クラック！

小説

エドウィージ・ダンティカ著、山本 伸訳

カリブ海を漂流する難民ボートの上で、屍体が流れゆく「虐殺の川」の岸辺で、NYのハイチ人コミュニティで……、女たちがつむぐ10個の物語。「クリック？（聞きたい？）」「クラック！（聞かせて！）」

2000円＋税　四六判上製

ISBN978-4-909542-09-0 C0097

ゼアゼア

小説

トミー・オレンジ著、加藤有佳織訳

分断された人生を編み合わせるために、全米各地からオークランドのパウワウ（儀式）に集まる都市インディアンたち。かれらに訪れる再生と祝福と悲劇の物語。アメリカ図書賞、PEN／ヘミングウェイ賞受賞作。

2300円＋税　四六判上製

ISBN978-4-909542-31-1 C0097

日本人はリスクとどう付き合うべきか？

あなたは、科学が進歩すれば「リスクはゼロにできる」と思っていませんか？

佐藤雄也《かつや》著

原発事故、食の安全問題、大型自然災害…。現代社会を脅かす数々の危機にどう向き合うべきか。リスク・コミュニケーションの第一人者がその対処方法と当事者利害の解決に明快な指針を示す。

1800円＋税　四六判並製

ISBN978-4-909542-15-1 C0036

GOGATSU
五月《ごがつ》書房新社
〒155-0033　東京都世田谷区代田1-22-6
☎ 03-6453-4405　FAX 03-6453-4406　www.gssinc.jp